Paleo Passie

Terug naar de Oorsprong van Gezondheid

Emma Jansen

Inhoudsopgave

In ham verpakte worstjes 7
Lunchkreeftenbisque 9
Eenvoudige Halloumi-salade 11
Lunchstoofpot 13
Kip en garnalen 15
Groene soep 17
Caprese salade 19
Zalmsoep 20
Geweldige heilbotsoep 22
Ketogene bijgerechtrecepten 24
Simpele Kimchi 25
Heerlijk bijgerecht van sperziebonen 27
Simpele bloemkoolpuree 29
Heerlijke Portobello-champignons 31
Bijgerecht spruitjes 33
Heerlijke pesto 35
Spruitjes en spek 37
Heerlijk spinazie bijgerecht 39
Geweldige avocadobeignets 41
Gewoon geroosterde bloemkool 43
Bijgerecht met champignons en spinazie 45
Heerlijke okra en tomaten 47
Heerlijke erwten en munt 49
Bijgerecht met groen 51
Bijgerecht van aubergine en tomaat 53
Broccoli met citroen-amandelboter 55
Eenvoudige gebakken broccoli 57
Licht gegrilde uien 59
Gebakken Courgette 61
Heerlijke gebakken snijbiet 63
Heerlijke champignonsalade 65
Griekse salade 67

Tomatensalsa	69
Zomerse salade	71
Tomaten en Bocconcini	73
Salade met komkommer en dadels	75
Lichte auberginesalade	77
Speciale salade	79
Speciale salade met andijvie en waterkers	81
Indiase salade	83
Indiase muntchutney	85
Indiase kokoschutney	87
Gemakkelijke tamarindechutney	89
Gekarameliseerde paprika	91
Gekarameliseerde rode snijbiet	93
Speciaal zomerkoolbijgerecht	95
Geweldige koolsalade	97
Simpele gebakken kool	99
Heerlijke sperziebonen en avocado	100
Worm met garnalen	102
Garnalen Alfredo	104
Garnalen- en peultjessoep	106
Eenvoudig gerecht met mosselen	108
Eenvoudige gefrituurde calamares en heerlijke saus	110
Gebakken calamares en garnalen	112
Salade met octopus	114
Tweekleppige schelpdierensoep	116
Heerlijke doorn en garnalen	118
Garnalen salade	122
Heerlijke parels	124
Ongelooflijke zalmrolletjes	126
Zalm spiesjes	128
Gegrilde garnalen	130
Calamares salade	132
Salade met kabeljauw	134
Salade met sardientjes	136
Italiaanse mosselverrukking	137
Oranje geglazuurde zalm	139

Heerlijke tonijn- en chimichurrisaus 141
Zalmhapjes en chilisaus 143
Ierse mosselen 145
Gebakken Sint-jakobsschelpen en Gebakken Druiven 147
Oesters En Pico De Gallo 149
Gegrilde inktvis en heerlijke guacamole 151
Garnalen en bloemkool genot 153
Zalm gevuld met garnalen 156
Mosterd gecoate zalm 158
Ongelooflijk zalmgerecht 160
Sint-jakobsschelp en dillesaus 162
Op smaak brengen met zalm en citroen 164
Mosselsoep 166
Zwaardvis En Mango Salsa 168
Heerlijke Sushibowl 170
Ketogene recepten voor gevogelte 174
Kippenvleugels en heerlijke muntchutney 177
Gehaktballetjes van kip 179
Heerlijke gegrilde kippenvleugels 181
Licht geroosterde kip 183
Italiaanse Speciale Kip 185
Simpele Citroenkip 187
Gebakken kip en paprikasaus 189
Geweldige kipfajita's 191
Rundvlees en tomatenschotel 193
Rundvlees Parmezaanse kaas 195
Piccata van kalfsvlees 197
Heerlijke gebakken worst 199
Worst en Geroosterde Boerenkool 201
Worst met tomaten en kaas 203
Heerlijke salade met worstjes 205
Heerlijke soep met worst en paprika 207
Italiaanse worstsoep 209
Ketogene groenterecepten 211
Heerlijke crème met broccoli en bloemkool 212
Broccoli-stoofpot 214

Heerlijke waterkerssoep... 216

In ham verpakte worstjes

Deze zijn zo schattig! Je zult echt dol zijn op deze Keto-lunch!

Bereidingstijd: 10 minuten

Kooktijd: 30 minuten

Porties: 4

Ingrediënten:

- 8 reepjes spek
- 8 worsten
- 16 plakjes Pepper Jack-kaas
- Zout en zwarte peper naar smaak
- Een snufje knoflookpoeder
- ½ theelepel zoete paprika
- 1 snufje uienpoeder

Instructies:

1. Verhit de grill op middelhoog vuur, voeg de worstjes toe, bak een paar minuten aan elke kant, doe ze op een bord en laat ze een paar minuten afkoelen.
2. Maak in het midden van elke worst een inkeping, zodat er zakjes ontstaan, vul elk stuk met 2 plakjes kaas en

breng op smaak met zout, peper, paprikapoeder, ui en knoflookpoeder.
3. Wikkel elke gevulde worst in een spekreep, zet vast met tandenstokers, plaats op een beklede bakplaat, plaats in een oven van 400 graden F en bak gedurende 15 minuten.
4. Serveer warm als lunch!

Genieten!

Voeding: calorieën 500, vet 37, vezels 12, koolhydraten 4, eiwit 40

Lunchkreeftenbisque

Op zoek naar een speciaal keto-recept voor de lunch? Probeer deze volgende!

Bereidingstijd: 10 minuten
Kooktijd: 1 uur
Porties: 4

Ingrediënten:
- 4 teentjes knoflook, fijngehakt
- 1 kleine rode ui, gehakt
- 24 ons stukjes kreeft, voorgekookt
- Zout en zwarte peper naar smaak
- ½ kopje tomatenpuree
- 2 wortels, fijngehakt
- 4 stengels bleekselderij, gehakt
- 1 liter zeevruchtensap
- 1 lepel olijfolie
- 1 kopje zware room
- 3 laurierblaadjes
- 1 theelepel gedroogde tijm
- 1 theelepel peperkorrels

- 1 theelepel paprikapoeder
- 1 theelepel xanthaangom
- Een handvol peterselie, gehakt
- 1 eetlepel citroensap

Instructies:

1. Verhit een pan met olie op middelhoog vuur, voeg de ui toe, roer en kook 4 minuten.
2. Voeg de knoflook toe, roer en kook nog 1 minuut.
3. Voeg selderij en wortel toe, roer en kook gedurende 1 minuut.
4. Voeg tomatenpuree en sap toe en meng alles.
5. Voeg de laurierblaadjes, zout, peper, peperkorrels, paprikapoeder, tijm en xanthaangom toe, roer en laat 1 uur op middelhoog vuur sudderen.
6. Gooi de laurierblaadjes erbij, voeg de room toe en laat koken.
7. Meng met een staafmixer, voeg de stukjes kreeft toe en kook nog een paar minuten.
8. Voeg het citroensap toe, meng, verdeel het in kommen en strooi de peterselie erover.

Genieten!

Voeding: calorieën 200, vet 12, vezels 7, koolhydraten 6, eiwit 12

Eenvoudige Halloumi-salade

Verzamel gewoon alle ingrediënten die je nodig hebt en geniet van een van de beste Keto-lunches!

Bereidingstijd: 10 minuten
Kooktijd: 10 minuten
Diensten: 1

Ingrediënten:

- 3 ons halloumi-kaas, in plakjes gesneden
- 1 gesneden komkommer
- 1 ons walnoten, gehakt
- Een scheutje olijfolie
- Een handvol babyrucola
- 5 kerstomaatjes, gehalveerd
- Een scheutje balsamicoazijn
- Zout en zwarte peper naar smaak

Instructies:

1. Verwarm de keukengrill tot middelhoog vuur, voeg de halloumi-stukjes toe, gril ze 5 minuten aan elke kant en leg ze op een bord.

2. Meng in een kom de tomaten met de komkommer, walnoten en rucola.
3. Voeg de halloumi-stukjes toe, breng alles op smaak met zout en peper, besprenkel met olie en azijn, roer om en serveer.

Genieten!

Voeding:calorieën 450, vet 43, vezels 5, koolhydraten 4, eiwit 21

Lunchstoofpot

Het is zo stevig en heerlijk! Vertrouw ons!

Bereidingstijd: 10 minuten
KOOKTIJD: 3 uur en 30 minuten
Porties: 6

Ingrediënten:

- 8 tomaten, gehakt
- 5 pond rundvleesbrood
- 3 wortels, geraspt
- 8 teentjes knoflook, fijngehakt
- 2 uien, gehakt
- 2 glazen water
- 1 liter kippenbouillon
- ¼ kopje ketchup
- Zout en zwarte peper naar smaak
- 2 eetlepels appelazijn
- 3 laurierblaadjes
- 3 theelepels rode peper, gemalen
- 2 theelepels peterselie, gedroogd
- 2 theelepels basilicum, gedroogd

- 2 theelepels knoflookpoeder
- 2 theelepels uienpoeder
- Een snufje cayennepeper

Instructies:

1. Verhit een pan op middelhoog vuur, voeg de knoflook, wortels en uien toe, roer en bak een paar minuten.
2. Verhit een pan op middelhoog vuur, voeg het rundvlees toe, bak een paar minuten aan elke kant en haal het van het vuur.
3. Voeg de bouillon toe aan de wortels, het water en de azijn en meng.
4. Voeg de tomaten, tomatensaus, zout, peper, cayennepeper, gemalen peper, laurierblaadjes, basilicum, peterselie, uienpoeder en knoflookpoeder toe en meng alles door elkaar.
5. Voeg de runderdijen toe, dek de pan af, breng aan de kook en laat 3 uur koken.
6. Gooi de laurierblaadjes weg, verdeel over kommen en serveer.

Genieten!

Voeding: calorieën 500, vet 22, vezels 4, koolhydraten 6, eiwit 56

Kip en garnalen

Het is een geweldige combinatie! Je zult zien!

Bereidingstijd: 10 minuten

Kooktijd: 20 minuten

Diensten: 2

Ingrediënten:

- 20 garnalen, rauw, gepeld en ontdaan
- 2 kipfilets, zonder bot en zonder vel
- 2 handjes spinazieblaadjes
- ½ pond champignons, grof gehakt
- Zout en zwarte peper naar smaak
- ¼ kopje mayonaise
- 2 eetlepels sriracha
- 2 theelepels citroensap
- 1 eetlepel kokosolie
- ½ theelepel rode peper, gemalen
- 1 theelepel knoflookpoeder
- ½ theelepel paprikapoeder
- ¼ theelepel xanthaangom
- 1 stengel groene ui, gehakt

Instructies:
1. Verhit een pan met olie op middelhoog vuur, voeg de kipfilets toe, breng op smaak met zout, peper, cayennepeper en knoflookpoeder, kook 8 minuten, draai om en kook nog eens 6 minuten.
2. Voeg de champignons, meer zout en peper toe en kook een paar minuten.
3. Verhit een andere pan op middelhoog vuur, voeg garnalen, sriracha, paprika, xanthaan en mayonaise toe, roer en kook tot de garnalen roze kleuren.
4. Haal van het vuur, voeg limoensap toe en meng alles.
5. Verdeel de spinazie over de borden, verdeel de kip en de champignons, bedek met het garnalenmengsel, garneer met groene uien en serveer.

Genieten!

Voeding: calorieën 500, vet 34, vezels 10, koolhydraten 3, eiwit 40

Groene soep

Dit is gewoon geweldig!

Bereidingstijd: 10 minuten
Kooktijd: 13 minuten
Porties: 6

Ingrediënten:

- 1 krop bloemkool, roosjes gescheiden
- 1 witte ui, fijngehakt
- 1 laurierblad, geplet
- 2 teentjes knoflook, fijngehakt
- 5 ons waterkers
- 7 ons spinazieblaadjes
- 1 liter groentesap
- 1 kopje kokosmelk
- Zout en zwarte peper naar smaak
- ¼ kopje ghee
- Een handvol peterselie, voor erbij

Instructies:

1. Verhit een pan met ghee op middelhoog vuur, voeg knoflook en ui toe, roer en bak 4 minuten.

2. Voeg de bloemkool en het laurierblad toe, roer en kook gedurende 5 minuten.
3. Voeg waterkers en spinazie toe, roer en kook gedurende 3 minuten.
4. Voeg de bouillon, zout en peper toe, roer en breng aan de kook.
5. Voeg de kokosmelk toe, roer, haal van het vuur en mix met een staafmixer.
6. Verdeel over kommen en serveer onmiddellijk.

Genieten!

Voeding:calorieën 230, vet 34, vezels 3, koolhydraten 5, eiwit 7

Caprese salade

Dit is over de hele wereld erg populair, maar wist je dat het ook geserveerd kan worden als je een ketogeen dieet volgt?

Bereidingstijd: 5 minuten
Kooktijd: 0 minuten
Diensten: 2

Ingrediënten:

- ½ pond mozzarellakaas, in plakjes gesneden
- 1 tomaat in plakjes gesneden
- Zout en zwarte peper naar smaak
- 4 basilicumblaadjes, gescheurd
- 1 eetlepel balsamicoazijn
- 1 lepel olijfolie

Instructies:

1. Wissel de plakjes tomaat en mozzarella af op 2 borden.
2. Voeg zout, peper toe, voeg azijn en olijfolie toe.
3. Strooi de basilicumblaadjes erover en serveer.

Genieten!

Voeding: calorieën 150, vet 12, vezels 5, koolhydraten 6, eiwit 9

Zalmsoep

Dit is zo romig!

Bereidingstijd: 10 minuten

Kooktijd: 25 minuten

Porties: 4

Ingrediënten:

- 4 preien, schoongemaakt en in plakjes gesneden
- Zout en zwarte peper naar smaak
- 2 eetlepels avocado-olie
- 2 teentjes knoflook, fijngehakt
- 6 kopjes kippenbouillon
- 1 pond zalm, in kleine stukjes gesneden
- 2 theelepels tijm, gedroogd
- 1 en ¾ kopjes kokosmelk

Instructies:

1. Verhit een pan met olie op middelhoog vuur, voeg de prei en knoflook toe, roer en kook 5 minuten.
2. Voeg de tijm, bouillon, zout en peper toe, roer en laat 15 minuten koken.
3. Voeg de kokosmelk en de zalm toe, roer en breng opnieuw aan de kook.

4. Verdeel over kommen en serveer onmiddellijk.

Genieten!

Voeding: calorieën 270, vet 12, vezels 3, koolhydraten 5, eiwit 32

Geweldige heilbotsoep

Volg je een keto-dieet, dan moet je dit lunchidee zeker proberen!

Bereidingstijd: 10 minuten
Kooktijd: 30 minuten
Porties: 4

Ingrediënten:

- 1 gele ui, gehakt
- 1 pond wortelen, in plakjes gesneden
- 1 eetlepel kokosolie
- Zout en zwarte peper naar smaak
- 2 eetlepels gember, geraspt
- 1 glas water
- 1 pond heilbot, in middelgrote stukken gesneden
- 12 kopjes kippenbouillon

Instructies:

1. Verhit een pan met olie op middelhoog vuur, voeg de ui toe, roer en kook 6 minuten.
2. Voeg gember, wortels, water en bouillon toe, roer, breng aan de kook, zet het vuur lager en kook gedurende 20 minuten.

3. Pureer de soep met een staafmixer, breng op smaak met peper en zout en voeg de heilbotstukjes toe.
4. Roer het lichtjes door en kook de soep nog 5 minuten.
5. Verdeel in kommen en serveer.

Genieten!

Voeding: calorieën 140, vet 6, vezels 1, koolhydraten 4, eiwit 14

Ketogene bijgerechtrecepten

Simpele Kimchi

Serveer dit met een biefstuk!

Voorbereidingstijd: 1 uur en 10 minuten
Kooktijd: 0 minuten
Porties: 6

Ingrediënten:

- 3 eetlepels zout
- 1 pond Chinese kool, gehakt
- 1 wortel, geraspt
- ½ kopje daikon-radijs
- 3 stengels groene ui, gehakt
- 1 eetlepel vissaus
- 3 eetlepels chilipeper
- 3 teentjes knoflook, fijngehakt
- 1 eetlepel sesamolie
- ½ inch gember, fijngehakt

Instructies:

1. Meng de kool in een kom met het zout, masseer het goed gedurende 10 minuten, dek af en laat het 1 uur staan.
2. Meng in een kom de chilivlokken met de vissaus, knoflook, sesamolie en gember en meng goed.

3. Giet de kool goed af, spoel hem af met koud water en doe hem in een kom.
4. Voeg de wortels, groene uien, radijs en chilipasta toe en meng alles.
5. Laat het minimaal 2 dagen op een koele, donkere plaats staan voordat je het serveert als bijgerecht bij een keto-steak.

Genieten!

Voeding:calorieën 60, vet 3, vezels 2, koolhydraten 5, eiwit 1

Heerlijk bijgerecht van sperziebonen

Van dit heerlijke bijgerecht zul je zeker genieten!

Bereidingstijd: 10 minuten
Kooktijd: 10 minuten
Porties: 4

Ingrediënten:

- 2/3 kop Parmezaanse kaas, geraspt
- 1 ei
- 12 ons sperziebonen
- Zout en zwarte peper naar smaak
- ½ theelepel knoflookpoeder
- ¼ theelepel paprikapoeder

Instructies:

1. Meng in een kom de Parmezaanse kaas met zout, peper, knoflookpoeder en paprikapoeder en meng.
2. Klop in een andere kom het ei los met zout en peper.
3. Gooi de sperziebonen door het ei en vervolgens door het Parmezaanse mengsel.

4. Plaats de sperziebonen op een beklede bakplaat en plaats ze in de oven op 400 graden F gedurende 10 minuten.
5. Serveer warm als bijgerecht.

Genieten!

Voeding: calorieën 114, vet 5, vezels 7, koolhydraten 3, eiwit 9

Simpele bloemkoolpuree

Deze makkelijke ketogene puree past goed bij een vleesgerecht!

Bereidingstijd: 10 minuten
Kooktijd: 10 minuten
Diensten: 2

Ingrediënten:

- ¼ kopje zure room
- 1 kleine bloemkoolkroon, roosjes gescheiden
- Zout en zwarte peper naar smaak
- 2 eetlepels fetakaas, verkruimeld
- 2 eetlepels zwarte olijven, ontpit en in plakjes gesneden

Instructies:

1. Giet water in een pan, voeg een beetje zout toe, breng aan de kook op middelhoog vuur, voeg de bloemen toe, kook gedurende 10 minuten, haal van het vuur en laat uitlekken.
2. Doe de bloemkool terug in de pan, voeg zout en zwarte peper naar smaak en zure room toe en mix met een staafmixer.

3. Voeg zwarte olijven en fetakaas toe, meng en serveer als bijgerecht.

Genieten!

Voeding: calorieën 100, vet 4, vezels 2, koolhydraten 3, eiwit 2

Heerlijke Portobello-champignons

Dit zijn gewoon de beste! Het is een geweldig keto-bijgerecht!

Bereidingstijd: 10 minuten

Kooktijd: 10 minuten

Porties: 4

Ingrediënten:

- 12 ons portobello-champignons, in plakjes gesneden
- Zout en zwarte peper naar smaak
- ½ theelepel basilicum, gedroogd
- 2 eetlepels olijfolie
- ½ theelepel dragon, gedroogd
- ½ theelepel rozemarijn, gedroogd
- ½ theelepel tijm, gedroogd
- 2 eetlepels balsamicoazijn

Instructies:

1. Meng in een kom de olie met de azijn, zout, peper, rozemarijn, dragon, basilicum en tijm en meng goed.
2. Voeg de plakjes champignons toe, roer goed door elkaar, plaats ze op een voorverwarmde grill op

middelhoog vuur, kook 5 minuten aan elke kant en serveer als keto-bijgerecht.

Genieten!

Voeding: calorieën 80, vet 4, vezels 4, koolhydraten 2, eiwit 4

Bijgerecht spruitjes

Dit is een bijgerecht in Aziatische stijl dat je moet proberen!

Bereidingstijd: 10 minuten

Kooktijd: 10 minuten

Porties: 4

Ingrediënten:

- 1 pond spruitjes, bijgesneden en gehalveerd
- Zout en zwarte peper naar smaak
- 1 theelepel sesamzaadjes
- 1 eetlepel groene uien, gehakt
- 1 en ½ eetlepel sukrin gouden siroop
- 1 eetlepel kokosaminozuren
- 2 eetlepels sesamolie
- 1 eetlepel sriracha

Instructies:

1. Meng sesamolie in een kom met kokosaminozuren, sriracha, siroop, zout en zwarte peper en meng goed.
2. Verhit een pan op middelhoog vuur, voeg spruitjes toe en kook 5 minuten aan elke kant.

3. Voeg het sesamoliemengsel toe, meng het geheel, bestrooi het met sesamzaadjes en groene uien, meng opnieuw en serveer als bijgerecht.

Genieten!

Voeding:calorieën 110, vet 4, vezels 4, koolhydraten 6, eiwit 4

Heerlijke pesto

Deze keto-pesto kun je serveren bij een heerlijk kipgerecht!

Bereidingstijd: 10 minuten
Kooktijd: 0 minuten
Porties: 4

Ingrediënten:

- ½ kopje olijfolie
- 2 kopjes basilicum
- 1/3 kopje pijnboompitten
- 1/3 kop Parmezaanse kaas, versnipperd
- 2 teentjes knoflook, gehakt
- Zout en zwarte peper naar smaak

Instructies:

1. Doe de basilicum in je keukenmachine, voeg de pijnboompitten en knoflook toe en meng goed.
2. Voeg geleidelijk de Parmezaanse kaas, zout, peper en olie toe en meng opnieuw tot je een pasta hebt.
3. Serveer met kip!

Genieten!

Voeding: calorieën 100, vet 7, vezels 3, koolhydraten 1, eiwit 5

Spruitjes en spek

Vanaf nu hou je van spruitjes!

Bereidingstijd: 10 minuten
Kooktijd: 30 minuten
Porties: 4

Ingrediënten:

- 8 reepjes spek, in plakjes gesneden
- 1 pond spruitjes, bijgesneden en gehalveerd
- Zout en zwarte peper naar smaak
- Een snufje komijn, gemalen
- Een snufje rode peper, geplet
- 2 eetlepels extra vergine olijfolie

Instructies:

1. Meng de spruitjes in een bakje met zout, peper, komijn, rode peper en olie en schep ze door elkaar.
2. Verdeel de spruitjes op een beklede bakplaat, plaats in de oven op 375 graden F en bak gedurende 30 minuten.
3. Verhit intussen een pan op middelhoog vuur, voeg de stukjes ham toe en bak deze tot ze knapperig worden.

4. Verdeel de geroosterde spruitjes over borden, garneer met spekjes en serveer direct als bijgerecht.

Genieten!

Voeding: calorieën 256, vet 20, vezels 6, koolhydraten 5, eiwit 15

Heerlijk spinazie bijgerecht

Dit is zo romig en heerlijk!

Bereidingstijd: 10 minuten
Kooktijd: 15 minuten
Diensten: 2

Ingrediënten:

- 2 teentjes knoflook, fijngehakt
- 8 ons spinazieblaadjes
- Een scheutje olijfolie
- Zout en zwarte peper naar smaak
- 4 eetlepels zure room
- 1 lepel ghee
- 2 eetlepels Parmezaanse kaas, geraspt

Instructies:

1. Verhit een pan met olie op middelhoog vuur, voeg de spinazie toe, roer en kook tot ze zacht is.
2. Voeg zout, peper, ghee, parmezaanse kaas en ghee toe, meng en kook gedurende 4 minuten.
3. Voeg zure room toe, meng en kook nog 5 minuten.
4. Verdeel over borden en serveer als bijgerecht.

Genieten!

Voeding:calorieën 133, vet 10, vezels 4, koolhydraten 4, eiwit 2

Geweldige avocadobeignets

Probeer ze eens als bijgerecht voor een heerlijke steak!

Bereidingstijd: 10 minuten
Kooktijd: 5 minuten
Diensten: 3

Ingrediënten:

- 3 avocado's, ongeschild, geschild, gehalveerd en in plakjes gesneden
- 1 en ½ kopje zonnebloemolie
- 1 en ½ kopje amandelmeel
- Een snufje cayennepeper
- Zout en zwarte peper naar smaak

Instructies:

1. Meng in een kom het amandelmeel met zout, peper en cayennepeper en meng.
2. Klop in een tweede kom de eieren los met een beetje zout en peper.
3. Plet de stukjes avocado door het ei en vervolgens door het amandelmeelmengsel.

4. Verhit een pan met olie op middelhoog vuur, voeg de avocadochips toe en bak tot ze goudbruin zijn.
5. Doe het mengsel op keukenpapier, laat het vet uitlekken en verdeel het over borden.
6. Serveer als bijgerecht.

Genieten!

Voeding: calorieën 450, vet 43, vezels 4, koolhydraten 7, eiwit 17

Gewoon geroosterde bloemkool

Dit is erg lekker en heel gemakkelijk om thuis te maken! Het is een geweldig keto-bijgerecht!

Bereidingstijd: 10 minuten
Kooktijd: 25 minuten
Porties: 6

Ingrediënten:

- 1 krop bloemkool, roosjes gescheiden
- Zout en zwarte peper naar smaak
- 1/3 kopje Parmezaanse kaas, geraspt
- 1 eetlepel peterselie, gehakt
- 3 eetlepels olijfolie
- 2 eetlepels extra vergine olijfolie

Instructies:

1. Meng in een kom de olie met de knoflook, zout, peper en bloemkool.
2. Meng goed, spreid het uit op een beklede bakplaat, plaats het in een oven van 450 graden F en bak gedurende 25 minuten, roer halverwege.

3. Voeg de Parmezaanse kaas en peterselie toe, meng en kook nog 5 minuten.
4. Verdeel over borden en serveer als bijgerecht.

Genieten!

Voeding:calorieën 118, vet 2, vezels 3, koolhydraten 1, eiwit 6

Bijgerecht met champignons en spinazie

Dit is een keto-bijgerecht in Italiaanse stijl dat het proberen waard is zo snel mogelijk!

Bereidingstijd: 10 minuten
Kooktijd: 10 minuten
Porties: 4

Ingrediënten:

- 10 ons spinazieblaadjes, gehakt
- Zout en zwarte peper naar smaak
- 14 ons champignons, gehakt
- 2 teentjes knoflook, fijngehakt
- Een handvol peterselie, gehakt
- 1 gele ui, gehakt
- 4 eetlepels olijfolie
- 2 eetlepels balsamicoazijn

Instructies:

1. Verhit een pan met olie op middelhoog vuur, voeg de knoflook en ui toe, roer en kook gedurende 4 minuten.
2. Voeg de champignons toe, roer en kook nog 3 minuten.
3. Voeg de spinazie toe, roer en kook 3 minuten.

4. Voeg azijn, zout en peper toe, meng en kook nog 1 minuut.
5. Voeg de peterselie toe, meng, verdeel in borden en serveer warm als bijgerecht.

Genieten!

Voeding:calorieën 200, vet 4, vezels 6, koolhydraten 2, eiwit 12

Heerlijke okra en tomaten

Dit is heel eenvoudig en gemakkelijk te doen! Het is een van de beste kanten ooit!

Bereidingstijd: 10 minuten
Kooktijd: 10 minuten
Porties: 6

Ingrediënten:

- 14 ons ingeblikte gestoofde tomaten, gehakt
- Zout en zwarte peper naar smaak
- 2 stengels bleekselderij, gehakt
- 1 gele ui, gehakt
- 1 pond okra, in plakjes gesneden
- 2 plakjes ham, in plakjes gesneden
- 1 kleine groene paprika, gehakt

Instructies:

1. Verhit een pan op middelhoog vuur, voeg spek toe, roer, bak een paar minuten, doe het op keukenpapier en zet het voorlopig opzij.

2. Verhit de pan opnieuw op middelhoog vuur, voeg de okra, paprika, ui en bleekselderij toe, roer en kook gedurende 2 minuten.
3. Voeg de tomaten, zout en peper toe, meng en kook gedurende 3 minuten.
4. Verdeel over borden, garneer met knapperig spek en serveer.

Genieten!

Voeding:calorieën 100, vet 2, vezels 3, koolhydraten 2, eiwit 6

Heerlijke erwten en munt

Dit bijgerecht is niet alleen keto! Het is ook nog eens eenvoudig en snel!

Bereidingstijd: 10 minuten
Kooktijd: 5 minuten
Porties: 4

Ingrediënten:

- ¾ pond sugar snaps, gehakt
- Zout en zwarte peper naar smaak
- 1 eetlepel muntblaadjes, gehakt
- 2 theelepels olijfolie
- 3 groene uien, gehakt
- 1 teentje knoflook, fijngehakt

Instructies:

1. Verhit een pan met olie op middelhoog vuur.
2. Voeg de groene erwten, zout, peper, groene uien, knoflook en munt toe.
3. Meng alles, kook 5 minuten, verdeel het in borden en serveer als bijgerecht bij een varkenssteak.

Genieten!

Voeding:calorieën 70, vet 1, vezel 1, koolhydraten 0,4, eiwit 6

Bijgerecht met groen

Dit is gewoon ongelooflijk geweldig!

Bereidingstijd: 10 minuten

KOOKTIJD: 2 uur en 15 minuten

Porties: 10

Ingrediënten:

- 5 bosjes groen, gehakt
- Zout en zwarte peper naar smaak
- 1 eetlepel rode pepervlokken, gemalen
- 5 kopjes kippenbouillon
- 1 kalkoenpoot
- 2 eetlepels knoflook, fijngehakt
- ¼ kopje olijfolie

Instructies:

1. Verhit een pan met olie op middelhoog vuur, voeg de knoflook toe, roer en kook gedurende 1 minuut.
2. Voeg de bouillon, het zout, de peper en de kalkoenbout toe, roer, dek af en laat 30 minuten sudderen.
3. Voeg de greens toe, dek de pan opnieuw af en kook nog eens 45 minuten.

4. Zet het vuur middelhoog, voeg zout en peper toe, roer en kook gedurende 1 uur.
5. Giet de greens af, meng met de rode pepervlokken, meng, verdeel over borden en serveer als bijgerecht.

Genieten!

Voeding: calorieën 143, vet 3, vezels 4, koolhydraten 3, eiwit 6

Bijgerecht van aubergine en tomaat

Het is een Keto-bijgerecht dat je keer op keer zult maken!

Bereidingstijd: 10 minuten
Kooktijd: 15 minuten
Porties: 4

Ingrediënten:

- 1 tomaat in plakjes gesneden
- 1 aubergine in dunne plakjes gesneden
- Zout en zwarte peper naar smaak
- ¼ kopje Parmezaanse kaas, geraspt
- Een scheutje olijfolie

Instructies:

1. Leg de plakjes aubergine in een beklede ovenschaal, besprenkel met een beetje olie en bestrooi met de helft van de Parmezaanse kaas.
2. Leg de plakken aubergine erop, breng op smaak met peper en zout en strooi de rest van de kaas erover.
3. Plaats in de oven op 400 graden F en bak gedurende 15 minuten.
4. Verdeel over borden en serveer warm als bijgerecht.

Genieten!

Voeding:calorieën 55, vet 1, vezel 1, koolhydraten 0,5, eiwit 7

Broccoli met citroen-amandelboter

Dit bijgerecht is perfect voor bij een gegrilde steak!

Bereidingstijd: 10 minuten
Kooktijd: 10 minuten
Porties: 4

Ingrediënten:

- 1 krop broccoli, roosjes gescheiden
- Zout en zwarte peper naar smaak
- ¼ kopje amandelen, geblancheerd
- 1 theelepel citroenschil
- ¼ kopje kokosboter, gesmolten
- 2 eetlepels citroensap

Instructies:

1. Giet water in een pan, voeg zout toe en breng op middelhoog vuur aan de kook.
2. Doe de broccoliroosjes in een stoompan, doe ze in de pan, dek af en stoom gedurende 8 minuten.
3. Giet af en doe het in een kom.

4. Verhit een pan kokosboter op middelhoog vuur, voeg citroensap, citroenschil en amandelen toe, roer en haal van het vuur.
5. Voeg de broccoli toe, schep om, verdeel over borden en serveer als ketogeen bijgerecht.

Genieten!

Voeding:calorieën 170, vet 15, vezels 4, koolhydraten 4, eiwit 4

Eenvoudige gebakken broccoli

Serveer dit met wat gebakken kip of vis!

Bereidingstijd: 10 minuten

Kooktijd: 22 minuten

Porties: 4

Ingrediënten:

- 5 eetlepels olijfolie
- 1 teentje knoflook, fijngehakt
- 1 pond broccoliroosjes
- 1 eetlepel Parmezaanse kaas, geraspt
- Zout en zwarte peper naar smaak

Instructies:

1. Giet water in een pan, voeg zout toe, breng op middelhoog vuur aan de kook, voeg de broccoli toe, kook 5 minuten en laat uitlekken.
2. Verhit een pan met olie op middelhoog vuur, voeg de knoflook toe, roer en kook gedurende 2 minuten.
3. Voeg de broccoli toe, roer en kook gedurende 15 minuten.

4. Haal van het vuur, bestrooi met Parmezaanse kaas, verdeel over borden en serveer.

Genieten!

Voeding:calorieën 193, vet 14, vezels 3, koolhydraten 6, eiwit 5

Licht gegrilde uien

Dit ketogene bijgerecht is perfect voor bij een steak!

Bereidingstijd: 10 minuten
Kooktijd: 1 uur
Porties: 4

Ingrediënten:

- ½ kopje ghee
- 4 uien
- 4 blokjes kippenbouillon
- Zout en zwarte peper

Richting:

1. Snij de bovenkant van de uien, maak een kuiltje in het midden, verdeel de ghee en de kipblokjes in deze kuiltjes en breng ze op smaak met peper en zout.
2. Wikkel de uien in aluminiumfolie, leg ze op een voorverwarmde keukengrill en bak ze 1 uur.
3. Open de uien, snijd ze in grote stukken, schik ze op borden en serveer ze als bijgerecht.

Genieten!

Voeding: calorieën 135, vet 11, vezels 4, koolhydraten 6, eiwit 3

Gebakken Courgette

Serveer met wat kip en geniet van een perfecte maaltijd!

Bereidingstijd: 10 minuten
Kooktijd: 15 minuten
Porties: 6

Ingrediënten:

- 1 rode ui, gehakt
- 1 tomaat, in plakjes gesneden
- ½ pond tomaten, gehakt
- Zout en zwarte peper naar smaak
- 1 teentje knoflook, fijngehakt
- 1 teentje knoflook, fijngehakt
- 1 theelepel Italiaanse kruiden
- 4 courgettes, in plakjes gesneden

Instructies:

1. Verhit een pan met olie op middelhoog vuur, voeg de ui, zout en peper toe, roer en kook gedurende 2 minuten.
2. Voeg champignons en courgette toe, meng en kook gedurende 5 minuten.

3. Voeg knoflook, tomaten en Italiaanse kruiden toe, meng en kook nog 6 minuten.
4. Haal van het vuur, verdeel in borden en serveer als bijgerecht.

Genieten!

Voeding:calorieën 70, vet 3, vezels 2, koolhydraten 6, eiwit 4

Heerlijke gebakken snijbiet

Dit keto-bijgerecht moet je proberen! Past perfect bij wat gegrild vlees!

Bereidingstijd: 10 minuten
Kooktijd: 10 minuten
Diensten: 2

Ingrediënten:

- 2 eetlepels ghee
- 4 plakjes ham, in plakjes gesneden
- 1 bosje snijbiet, grof gesneden
- ½ theelepel knoflookpasta
- 3 eetlepels citroensap
- Zout en zwarte peper naar smaak

Instructies:

1. Verhit een pan op middelhoog vuur, voeg de spekblokjes toe en bak tot ze knapperig zijn.
2. Voeg de gin toe en roer tot deze is opgelost.
3. Voeg de knoflookpasta en het citroensap toe, roer en kook gedurende 1 minuut.
4. Snijbiet toevoegen, roeren en 4 minuten koken.

5. Voeg naar smaak zout en zwarte peper toe, meng, verdeel in borden en serveer als keto-bijgerecht. Genieten!

Voeding: calorieën 300, vet 32, vezels 7, koolhydraten 6, eiwit 8

Heerlijke champignonsalade

Dit is echt heerlijk en makkelijk te maken!

Bereidingstijd: 10 minuten
Kooktijd: 10 minuten
Porties: 4

Ingrediënten:

- 2 eetlepels ghee
- 1 pond cremini-champignons, gehakt
- 4 eetlepels extra vergine olijfolie
- Zout en zwarte peper naar smaak
- 4 bosjes rucola
- 8 plakjes ham
- 2 eetlepels appelazijn
- 8 gedroogde tomaten in olie, uitgelekt en gehakt
- Een paar stukjes Parmezaanse kaas
- Een paar blaadjes peterselie, gehakt

Instructies:

1. Verhit een koekenpan en de helft van de olie op middelhoog vuur.

2. Voeg de champignons, zout en peper toe, roer en kook gedurende 3 minuten.
3. Zet het vuur laag, roer opnieuw en kook nog eens 3 minuten.
4. Voeg de rest van de olie en azijn toe, meng en kook nog 1 minuut
5. Leg de rucola op een serveerbord, schep de prosciutto erop, voeg het champignonmengsel, de zongedroogde tomaten, meer zout en peper, Parmezaanse kaas en peterselie toe en serveer.

Genieten!

Voeding: calorieën 160, vet 4, vezels 2, koolhydraten 2, eiwit 6

Griekse salade

Maak je klaar voor een geweldige combinatie van ingrediënten!
Geniet meteen van deze heerlijke salade!

Bereidingstijd: 10 minuten
Kooktijd: 7 minuten
Porties: 6

Ingrediënten:

- ½ pond champignons, in plakjes gesneden
- 1 eetlepel extra vergine olijfolie
- 3 teentjes knoflook, fijngehakt
- 1 theelepel basilicum, gedroogd
- Zout en zwarte peper naar smaak
- 1 in blokjes gesneden tomaat
- 3 eetlepels citroensap
- ½ kopje water
- 1 eetlepel koriander, gehakt

Instructies:

1. Verhit een pan met olie op middelhoog vuur, voeg de champignons toe, roer en kook gedurende 3 minuten.

2. Voeg de basilicum en knoflook toe, roer en kook nog 1 minuut.
3. Voeg water, zout, peper, tomaten en citroensap toe, meng en kook nog een paar minuten.
4. Haal van het vuur, doe het in een kom, laat afkoelen, bestrooi met koriander en serveer.

Genieten!

Voeding:calorieën 200, vet 2, vezels 2, koolhydraten 1, eiwit 10

Tomatensalsa

Het is een perfect en gemakkelijkste keto-bijgerecht!

Bereidingstijd: 2 uur
Kooktijd: 0 minuten
Porties: 5

Ingrediënten:

- 3 gele tomaten, pitloos en gehakt
- 1 rode tomaat, pitloos en gehakt
- Zout en zwarte peper naar smaak
- 1 kopje watermeloen, zonder zaadjes en geraspt
- 1/3 kop rode ui, fijngehakt
- 1 mango, geschild, zonder zaadjes en in blokjes gesneden
- 2 jalapeno-pepers, fijngehakt
- ¼ kopje koriander, fijngehakt
- 3 eetlepels citroensap
- 2 theelepels honing

Instructies:

1. Meng in een kom de gele en rode tomaten met de mango, watermeloen, ui en jalapeno.
2. Voeg koriander, citroensap, zout, peper naar smaak en honing toe en meng goed.
3. Dek de schaal af, zet hem 2 uur in de koelkast en serveer hem dan als bijgerecht.

Genieten!

Voeding:calorieën 80, vet 1, vezels 2, koolhydraten 1, eiwit 4

Zomerse salade

Het wordt de lekkerste zomersalade ooit!

Bereidingstijd: 10 minuten
Kooktijd: 5 minuten
Porties: 6

Ingrediënten:

- ½ kopje extra vergine olijfolie
- 1 gesneden komkommer
- 2 baguettes, in kleine blokjes gesneden
- 2 liter kerstomaatjes, gehalveerd
- Zout en zwarte peper naar smaak
- 1 rode ui, gehakt
- 3 eetlepels balsamicoazijn
- 1 teentje knoflook, fijngehakt
- 1 bosje basilicum, grof gehakt

Instructies:

1. Meng de broodblokjes in een kom met de helft van de olie en roer ze goed door elkaar.

2. Verhit een pan op middelhoog vuur, voeg het brood toe, roer, rooster gedurende 10 minuten, haal van het vuur, laat uitlekken en zet voorlopig opzij.
3. Meng de azijn met het zout, de peper en de rest van de olie in een bakje en meng goed.
4. Meng komkommer met tomaten, ui, knoflook en brood in een slakom.
5. Voeg de vinaigrette toe, meng, bestrooi met basilicum, voeg indien nodig meer zout en peper toe, meng en serveer.

Genieten!

Voeding:calorieën 90, vet 0, vezels 2, koolhydraten 2, eiwit 4

Tomaten en Bocconcini

Deze salade past zo goed bij een gegrilde steak!

Bereidingstijd: 6 minuten
Kooktijd: 0 minuten
Porties: 4

Ingrediënten:

- 20 ons tomaten, in blokjes gesneden
- 2 eetlepels extra vergine olijfolie
- 1 en ½ eetlepel balsamicoazijn
- 1 theelepel stevia
- 1 teentje knoflook, fijngehakt
- 8 ons baby bocconcini, uitlekken en versnipperen
- 1 kopje basilicumblaadjes, grof gehakt
- Zout en zwarte peper naar smaak

Instructies:

1. Meng de stevia in een kom met azijn, knoflook, olie, zout en peper en meng zeer goed.
2. Meng de boccini in een slakom met tomaten en basilicum.

3. Voeg de dressing toe, schep om en serveer onmiddellijk als keto-bijgerecht.

Genieten!

Voeding:calorieën 100, vet 2, vezels 2, koolhydraten 1, eiwit 9

Salade met komkommer en dadels

Dit is een zeer gezonde keto-salade! Probeer het en geniet van de smaak!

Bereidingstijd: 10 minuten
Kooktijd: 0 minuten
Porties: 4

Ingrediënten:

- 2 Engelse komkommers, in plakjes gesneden
- 8 dadels, zonder klokhuis en in plakjes gesneden
- ¾ kopje venkel, in dunne plakjes gesneden
- 2 eetlepels fijngehakte bieslook
- ½ kopje walnoten, gehakt
- 2 eetlepels citroensap
- 4 eetlepels olijfolie met fruit
- Zout en zwarte peper naar smaak

Instructies:

1. Leg de stukjes komkommer op keukenpapier, druk goed aan en doe ze in een slakom.
2. Plet ze een beetje met een vork.

3. Voeg de dadels, venkel, kikkererwten en walnoten toe en meng voorzichtig.
4. Voeg zout, peper naar smaak, citroensap en olie toe, meng en serveer onmiddellijk.

Genieten!

Voeding: calorieën 80, vet 0,2, vezels 1, koolhydraten 0,4, eiwit 5

Lichte auberginesalade

Het is een geweldig idee voor een eenvoudig keto-bijgerecht!

Bereidingstijd: 10 minuten
Kooktijd: 10 minuten
Porties: 4

Ingrediënten:

- 1 aubergine in plakjes gesneden
- 1 rode ui, in plakjes gesneden
- Een scheutje koolzaadolie
- 1 avocado, geschild en geraspt
- 1 theelepel mosterd
- 1 eetlepel balsamicoazijn
- 1 eetlepel verse oregano, gehakt
- Een scheutje olijfolie
- Zout en zwarte peper naar smaak
- Schil van 1 citroen
- Een paar takjes peterselie, gehakt voor serveren

Instructies:

1. Bestrijk de plakjes rode ui en aubergine met een beetje koolzaadolie, leg ze op een hete grill en kook tot ze gaar zijn.
2. Leg ze op een snijplank, laat ze afkoelen, snij ze in stukken en doe ze in een kom.
3. Voeg de avocado toe en meng voorzichtig.
4. Meng in een bakje azijn met mosterd, oregano, olijfolie, zout en peper naar smaak.
5. Voeg dit toe aan het aubergine-, avocado- en uienmengsel, roer het door elkaar, bestrooi met de citroenschil en peterselie en serveer.

Genieten!

Voeding: calorieën 120, vet 3, vezels 2, koolhydraten 1, eiwit 8

Speciale salade

Wij zijn dol op deze Italiaanse salade!

Voorbereidingstijd: 2 uur en 10 minuten

KOOKTIJD: 1 uur en 30 minuten

Porties: 12

Ingrediënten:

- 1 teentje knoflook, geperst
- 6 aubergines
- 1 theelepel peterselie, gedroogd
- 1 theelepel gedroogde oregano
- ¼ theelepel basilicum, gedroogd
- 3 eetlepels extra vergine olijfolie
- 2 eetlepels stevia
- 1 eetlepel balsamicoazijn
- Zout en zwarte peper naar smaak

Instructies:

1. Prik de aubergines in met een vork, leg ze op een bakplaat, plaats ze in de oven op een temperatuur van 350 graden F, bak ze 1 uur en 30 minuten, haal ze uit de

oven, laat ze afkoelen, pel ze, rasp ze en doe ze in een kom salade.

2. Voeg knoflook, olie, peterselie, stevia, oregano, basilicum, zout en peper naar smaak toe, roer alles door elkaar, zet het 2 uur in de koelkast en serveer.

Genieten!

Voeding:calorieën 150, vet 1, vezels 2, koolhydraten 1, eiwit 8

Speciale salade met andijvie en waterkers

Het is zo'n fris bijgerecht dat past bij een gegrilde keto-steak!

Bereidingstijd: 10 minuten
Kooktijd: 5 minuten
Porties: 4

Ingrediënten:

- 4 middelgrote uiteinden, wortels en uiteinden gesneden en in de dwarsrichting dun gesneden
- 1 eetlepel citroensap
- 1 fijngesneden ui
- 1 eetlepel balsamicoazijn
- 2 eetlepels extra vergine olijfolie
- 6 eetlepels dikke room
- Zout en zwarte peper naar smaak
- 4 ons waterkers, in middelgrote veren gesneden
- 1 appel, in dunne plakjes gesneden
- 1 eetlepel kervel, gehakt
- 1 eetlepel dragon, gehakt
- 1 eetlepel kikkererwten, gehakt
- 1/3 kop amandelen, gehakt
- 1 eetlepel peterselie, gehakt

Instructies:

1. Meng in een kom het citroensap met azijn, zout en ui, meng en laat 10 minuten staan.
2. Voeg olijfolie en peper toe, meng en laat nog 2 minuten staan.
3. Doe de andijvie, appel, waterkers, bieslook, dragon, peterselie en slak in een slakom.
4. Voeg zout en peper naar smaak toe en bestrijk.
5. Voeg slagroom en vinaigrette toe, meng voorzichtig en serveer als bijgerecht met amandelen erop.

Genieten!

Voeding: calorieën 200, vet 3, vezels 5, koolhydraten 2, eiwit 10

Indiase salade

Het is heel gezond en rijk!

Bereidingstijd: 15 minuten
Kooktijd: 0 minuten
Porties: 6

Ingrediënten:

- 3 wortels, fijngehakt
- 2 courgettes, in dunne plakjes gesneden
- Een bosje radijsjes, fijngesneden
- ½ rode ui, gehakt
- 6 muntblaadjes, grof gehakt

Voor de saladedressing:

- 1 theelepel mosterd
- 1 lepel zelfgemaakte mayonaise
- 1 eetlepel balsamicoazijn
- 2 eetlepels extra vergine olijfolie
- Zout en zwarte peper naar smaak

Instructies:

1. Meng in een kom de mosterd met mayonaise, azijn, zout en peper naar smaak en meng goed.

2. Voeg geleidelijk de olie toe en meng alles.
3. Meng in een slakom wortels met radijs, courgette en muntblaadjes.
4. Voeg de saladedressing toe, meng en zet in de koelkast tot het serveren.

Genieten!

Voeding: calorieën 140, vet 1, vezels 2, koolhydraten 1, eiwit 7

Indiase muntchutney

Het heeft zo'n unieke kleur en smaak! Het is een speciale kant voor elke steak!

Bereidingstijd: 10 minuten
Kooktijd: 0 minuten
Porties: 8

Ingrediënten:

- 1 en ½ kopje muntblaadjes
- 1 grote bos koriander
- Zout en zwarte peper naar smaak
- 1 groene chilipeper, pitloos
- 1 gele ui, in middelgrote stukken gesneden
- ¼ kopje water
- 1 eetlepel tamarindesap

Instructies:

1. Doe de munt- en korianderblaadjes in je keukenmachine en mix ze.
2. Voeg chilipeper, zout, zwarte peper, ui en tamarindepasta toe en meng opnieuw.

3. Voeg water toe, meng nog een beetje tot het romig is, doe het in een kom en serveer als bijgerecht voor een heerlijke keto-steak.

Genieten!

Voeding:calorieën 100, vet 1, vezel 1, koolhydraten 0,4, eiwit 6

Indiase kokoschutney

Het is perfect voor een heerlijk ketogeen gerecht in Indiase stijl!

Bereidingstijd: 5 minuten

Kooktijd: 5 minuten

Diensten: 3

Ingrediënten:

- ½ theelepel komijn
- ½ kopje kokosnoot, versnipperd
- 2 theelepels dal al gebakken
- 2 groene pepers
- Zout naar smaak
- 1 teentje knoflook
- ¾ lepel avocado-olie
- ¼ theelepel mosterdzaad
- Een scharnierpunt
- ½ theelepel urad dal
- 1 gehakte rode chili
- 1 lentecurryblad

Instructies:

1. Meng in je keukenmachine de kokosnoot met zout naar smaak, komijn, knoflook, chana dal en groene pepers en meng goed.
2. Voeg een scheutje water toe en meng opnieuw.
3. Verhit een pan met olie op middelhoog vuur, voeg rode chilipeper, urad dal, mosterdzaad, hing en curryblaadjes toe, roer en kook 2-3 minuten.
4. Voeg dit toe aan de kokoschutney, meng voorzichtig en serveer als bijgerecht.

Genieten!

Voeding:calorieën 90, vet 1, vezels 1, koolhydraten 1, eiwit 6

Gemakkelijke tamarindechutney

Het is zoet en perfect in balans! Het is een van de beste kanten van een keto-gerecht!

Bereidingstijd: 10 minuten
Kooktijd: 35 minuten
Porties: 10

Ingrediënten:

- 1 theelepel komijnzaad
- 1 eetlepel koolzaadolie
- ½ theelepel garam masala
- ½ theelepel asafetida-poeder
- 1 theelepel gemalen gember
- ½ theelepel venkelzaad
- ½ theelepel cayennepeper
- 1 en ¼ kopjes kokossuiker
- 2 glazen water
- 3 eetlepels tamarindepasta

Instructies:

1. Verhit een pan met olie op middelhoog vuur, voeg gember, komijn, cayennepeper, asafetidapoeder,

venkelzaad en garam masala toe, roer en kook 2 minuten.

2. Voeg water, suiker en tamarindepasta toe, roer, breng aan de kook, zet het vuur laag en laat 30 minuten sudderen.

3. Doe het in een kom en laat afkoelen voordat je het als steak serveert.

Genieten!

Voeding:calorieën 120, vet 1, vezels 3, koolhydraten 5, eiwit 9

Gekarameliseerde paprika

Een keto-varkensgerecht smaakt zoveel lekkerder met een bijgerecht als dit!

Bereidingstijd: 10 minuten
Kooktijd: 32 minuten
Porties: 4

Ingrediënten:

- 1 lepel olijfolie
- 1 theelepel ghee
- 2 rode paprika's, in dunne reepjes gesneden
- 2 rode uien, in dunne reepjes gesneden
- Zout en zwarte peper naar smaak
- 1 theelepel basilicum, gedroogd

Instructies:

1. Verhit een pan met ghee en olie op middelhoog vuur, voeg de ui en paprika toe, roer en kook 2 minuten.
2. Verlaag de temperatuur en kook nog 30 minuten, onder regelmatig roeren.
3. Voeg zout, peper en basilicum toe, roer opnieuw, haal van het vuur en serveer als keto-bijgerecht.

Genieten!

Voeding:calorieën 97, vet 4, vezels 2, koolhydraten 6, eiwit 2

Gekarameliseerde rode snijbiet

Dit is een makkelijke kant voor een bord!

Bereidingstijd: 10 minuten
Kooktijd: 20 minuten
Porties: 4

Ingrediënten:

- 2 eetlepels olijfolie
- 1 gele ui, gehakt
- 2 eetlepels kappertjes
- Sap van 1 citroen
- Zout en zwarte peper naar smaak
- 1 theelepel palmsuiker
- 1 bosje rode boekweit, fijngehakt
- ¼ kopje Kalamata-olijven, ontpit en gehakt

Instructies:

1. Verhit een pan met olie op middelhoog vuur, voeg de uien toe, roer en bak 4 minuten.
2. Voeg palmsuiker toe en meng goed.
3. Voeg de olijven en de ontbijtgranen toe, meng en kook nog eens 10 minuten.

4. Voeg de kappertjes, het citroensap, zout en peper toe, roer en kook nog 3 minuten.
5. Verdeel over borden en serveer als bijgerecht.

Genieten!

Voeding:calorieën 119, vet 7, vezels 3, koolhydraten 7, eiwit 2

Speciaal zomerkoolbijgerecht

Dit is perfect als keto-bijgerecht voor een zomerse traktatie!

Bereidingstijd: 10 minuten
Kooktijd: 45 minuten
Porties: 4

Ingrediënten:

- 2 glazen water
- 1 eetlepel balsamicoazijn
- 1/3 kopje amandelen, geroosterd
- 3 teentjes knoflook, fijngehakt
- 1 bosje boerenkool, gestoomd en versnipperd
- 1 kleine gele ui, gehakt
- 2 eetlepels olijfolie

Instructies:

1. Verhit een pan met olie op middelhoog vuur, voeg de ui toe, roer en kook gedurende 10 minuten.
2. Voeg de knoflook toe, roer en kook 1 minuut.
3. Voeg het water en de boerenkool toe, dek de pan af en kook gedurende 30 minuten.

4. Voeg zout, peper, balsamicoazijn en amandelen toe, roer door elkaar, verdeel over borden en serveer als bijgerecht.

Genieten!

Voeding: calorieën 170, vet 11, vezels 3, koolhydraten 7, eiwit 7

Geweldige koolsalade

Koolsalades zijn erg beroemd! Vandaag raden wij een keto aan!

Bereidingstijd: 10 minuten

Kooktijd: 0 minuten

Porties: 4

Ingrediënten:

- 1 kleine boerenkool, versnipperd
- Zout en zwarte peper naar smaak
- 6 eetlepels mayonaise
- Zout en zwarte peper naar smaak
- 1 snufje venkelzaad
- Sap van ½ citroen
- 1 eetlepel Dijon-mosterd

Instructies:

1. Meng de kool in een kom met zout en citroensap, roer goed en laat 10 minuten staan.
2. Druk de kool goed aan, voeg nog meer zout en peper, venkelzaad, mayonaise en mosterd toe.
3. Giet het beslag erbij en serveer.

Genieten!

Voeding:calorieën 150, vet 3, vezels 2, koolhydraten 2, eiwit 7

Simpele gebakken kool

Kool is zo'n veelzijdige groente! Probeer dit geweldige bijgerecht zo snel mogelijk!

Bereidingstijd: 10 minuten
Kooktijd: 15 minuten
Porties: 4

Ingrediënten:

- 1 en ½ pond boerenkool, versnipperd
- Zout en zwarte peper naar smaak
- 3,5 ons ghee
- Een snufje zoete paprika

Instructies:

1. Verhit een pan ghee op middelhoog vuur.
2. Voeg de kool toe en kook 15 minuten, onder regelmatig roeren.
3. Voeg zout, peper en paprikapoeder toe, meng, kook nog 1 minuut, verdeel over borden en serveer.

Genieten!

Voeding: calorieën 200, vet 4, vezels 2, koolhydraten 3, eiwit 7

Heerlijke sperziebonen en avocado

Serveer dit bij een heerlijk visgerecht!

Bereidingstijd: 10 minuten
Kooktijd: 5 minuten
Porties: 4

Ingrediënten:

- 2/3 pond sperziebonen, bijgesneden
- Zout en zwarte peper naar smaak
- 3 eetlepels olijfolie
- 2 avocado's, schoon en geschild
- 5 uien, gehakt
- Een handvol koriander, gehakt

Instructies:

1. Verhit een pan met olie op middelhoog vuur, voeg de sperziebonen toe, roer en kook 4 minuten.
2. Voeg zout en peper toe, roer, haal van het vuur en doe het in een kom.
3. Meng in een andere kom de avocado met zout en peper en prak deze fijn met een vork.
4. Voeg de uien toe en meng goed.

5. Voeg dit toe aan de sperziebonen, roer het door elkaar en serveer met gehakte koriander erbovenop.

Genieten!

Voeding: calorieën 200, vet 5, vezels 3, koolhydraten 4, eiwit 6

Worm met garnalen

Heb je ooit zoiets geprobeerd?

Bereidingstijd: 10 minuten
Kooktijd: 15 minuten
Porties: 6

Ingrediënten:

- ¼ kopje gele ui, gehakt
- ¼ kopje olijfolie
- 1 teentje knoflook, fijngehakt
- 1 en ½ pond garnalen, gepeld en ontdaan
- ¼ kopje rode paprika, geroosterd en in blokjes gesneden
- 14 ons ingeblikte tomaten, gehakt
- ¼ kopje koriander, gehakt
- 2 eetlepels srirachasaus
- 1 kopje kokosmelk
- Zout en zwarte peper naar smaak
- 2 eetlepels citroensap

Instructies:

1. Verhit een pan met olie op middelhoog vuur, voeg de ui toe, roer en kook 4 minuten.

2. Voeg de paprika en knoflook toe, meng en kook nog 4 minuten.
3. Voeg koriander, tomaten en garnalen toe, roer en kook tot de garnalen roze kleuren.
4. Voeg de kokosmelk en de srirachasaus toe, roer en breng aan de kook.
5. Voeg zout, peper en limoensap toe, roer, doe het in een kom en serveer.

Genieten!

Voeding:calorieën 250, vet 12, vezels 3, koolhydraten 5, eiwit 20

Garnalen Alfredo

Het ziet er ongelooflijk uit!

Bereidingstijd: 10 minuten
Kooktijd: 20 minuten
Porties: 4

Ingrediënten:

- 8 ons champignons, gehakt
- 1 bos asperges, in middelgrote stukken gesneden
- 1 pond garnalen, gepeld en ontdaan van darmen
- Zout en zwarte peper naar smaak
- 1 spaghettipompoen, gehalveerd
- 2 eetlepels olijfolie
- 2 theelepels Italiaanse kruiden
- 1 gele ui, gehakt
- 1 theelepel rode pepervlokken, gemalen
- ¼ kopje ghee
- 1 kopje Parmezaanse kaas, geraspt
- 2 teentjes knoflook, fijngehakt
- 1 kopje zware room

Instructies:
1. Plaats de pompoenhelften op een beklede bakplaat, plaats ze in de oven op 425 graden F en bak ze 40 minuten.
2. Snij de binnenkant eruit en doe ze in een kom.
3. Giet water in een pan, voeg een snufje zout toe, breng op middelhoog vuur aan de kook, voeg de asperges toe, kook een paar minuten, doe ze in een kom gevuld met ijswater, laat ze uitlekken en zet ze ook opzij.
4. Verhit een pan met olie op middelhoog vuur, voeg de uien en champignons toe, meng en kook gedurende 7 minuten.
5. Voeg pepervlokken, Italiaanse kruiden, zout, peper, pompoen en asperges toe, meng en kook nog een paar minuten.
6. Verhit een andere pan met ghee op middelhoog vuur, voeg slagroom, knoflook en Parmezaanse kaas toe, roer en kook gedurende 5 minuten.
7. Voeg garnalen toe aan deze pan, roer en kook gedurende 7 minuten.
8. Verdeel de groenten over borden, garneer met garnalen en saus en serveer.

Genieten!

Voeding: calorieën 455, vet 6, vezels 5, koolhydraten 4, eiwit 13

Garnalen- en peultjessoep

Het is een van de beste manieren om van garnalen te genieten!

Bereidingstijd: 10 minuten
Kooktijd: 10 minuten
Porties: 4

Ingrediënten:

- 4 uien, gehakt
- 1 en ½ eetlepel kokosolie
- 1 kleine gemberwortel, fijngehakt
- 8 kopjes kippenbouillon
- ¼ kopje kokosaminos
- 5 ons ingeblikte bamboescheuten, in plakjes gesneden
- Zwarte peper naar smaak
- ¼ theelepel vissaus
- 1 pond garnalen, gepeld en ontdaan van darmen
- ½ pond peultjes
- 1 eetlepel sesamolie
- ½ eetlepel chili-olie

Instructies:

1. Verhit een pot kokosolie op middelhoog vuur, voeg ui en gember toe, roer en kook gedurende 2 minuten.
2. Voeg de kokosaminos, bouillon, zwarte peper en vissaus toe, roer en breng aan de kook.
3. Voeg garnalen, peultjes en bamboescheuten toe, roer en kook gedurende 3 minuten.
4. Voeg sesamolie en hete chili-olie toe, meng, verdeel in kommen en serveer.

Genieten!

Voeding: calorieën 200, vet 3, vezels 2, koolhydraten 4, eiwit 14

Eenvoudig gerecht met mosselen

Je hebt maar een paar simpele ingrediënten nodig om een heerlijk en snel gerecht te maken!

Bereidingstijd: 5 minuten
Kooktijd: 5 minuten
Porties: 4

Ingrediënten:

- 2 pond mosselen, ontbaard en schoongemaakt
- 2 teentjes knoflook, fijngehakt
- 1 lepel ghee
- Een scheutje citroensap

Instructies:

1. Giet wat water in een pan, voeg de mosselen toe, breng aan de kook op middelhoog vuur, laat 5 minuten sudderen, haal van het vuur, gooi de ongeopende mosselen weg en doe ze in een kom.
2. Meng in een andere kom de ghee met knoflook en citroensap, klop en verwarm gedurende 1 minuut in de magnetron.
3. Gooi de mosselen om en serveer onmiddellijk.

Genieten!

Voeding: calorieën 50, vet 1, vezels 0, koolhydraten 0,5, eiwit 2

Eenvoudige gefrituurde calamares en heerlijke saus

Dit is een van onze favoriete keto-calamaresgerechten!

Bereidingstijd: 10 minuten
Kooktijd: 20 minuten
Diensten: 2

Ingrediënten:

- 1 inktvis, in middelgrote ringen gesneden
- Een snufje cayennepeper
- 1 ei, losgeklopt
- 2 eetlepels kokosmeel
- Zout en zwarte peper naar smaak
- Kokosolie om te frituren
- 1 eetlepel citroensap
- 4 eetlepels mayonaise
- 1 theelepel srirachasaus

Instructies:

1. Kruid de inktvisringen met peper, zout en cayennepeper en doe ze in een kom.

2. Klop in een kom het ei met zout, peper en kokosmeel los en meng goed.
3. Verpletter de inktvisringen in dit mengsel.
4. Verhit een pan met voldoende kokosolie op middelhoog vuur, voeg de calamaresringen toe en kook tot ze aan beide kanten goudbruin zijn.
5. Doe het over op keukenpapier, laat het vet uitlekken en doe het in een kom.
6. Meng in een andere kom de mayonaise met citroensap en srirachasaus, meng goed en serveer je calamaresringen met deze saus ernaast.

Genieten!

Voeding: calorieën 345, vet 32, vezels 3, koolhydraten 3, eiwit 13

Gebakken calamares en garnalen

Dit ketogene visgerecht is geweldig!

Bereidingstijd: 10 minuten
Kooktijd: 20 minuten
Diensten: 1

Ingrediënten:

- 8 ons calamares, in middelgrote ringen gesneden
- 7 ons garnalen, gepeld en ontdaan van darmen
- 1 ei
- 3 eetlepels kokosmeel
- 1 eetlepel kokosolie
- 2 eetlepels avocado, in blokjes gesneden
- 1 theelepel tomatenpuree
- 1 lepel mayonaise
- Een scheutje Worcestershiresaus
- 1 theelepel citroensap
- 2 schijfjes citroen
- Zout en zwarte peper naar smaak
- ½ theelepel kurkuma

Instructies:
1. Klop in een kom het ei los met kokosolie.
2. Voeg de inktvisringen en garnalen toe en schep om.
3. Meng in een andere container de bloem met zout, peper en kurkuma en meng.
4. Gooi de calamares en garnalen door dit mengsel, plaats alles op een beklede bakplaat, zet in de oven op 400 graden F en bak gedurende 10 minuten.
5. Draai de inktvis en garnalen om en bak nog 10 minuten.
6. Meng ondertussen in een kom de avocado met mayonaise en tomatenpuree en prak het geheel fijn met een vork.
7. Voeg de Worcestershiresaus, het citroensap, zout en peper toe en meng goed.
8. Verdeel de calamares en gebakken garnalen over borden en serveer met de saus en het citroensap ernaast.

Genieten!

Voeding: calorieën 368, vet 23, vezels 3, koolhydraten 10, eiwit 34

Salade met octopus

Het is zo fris en gemakkelijk!

Bereidingstijd: 10 minuten
Kooktijd: 40 minuten
Diensten: 2

Ingrediënten:

- 21 ons octopus, gespoeld
- Sap van 1 citroen
- 4 stengels bleekselderij, gehakt
- 3 ons olijfolie
- Zout en zwarte peper naar smaak
- 4 eetlepels peterselie, gehakt

Instructies:

1. Plaats de octopus in een pan, voeg water toe om hem af te dekken, dek de pan af, laat hem op middelhoog vuur koken, kook hem gedurende 40 minuten, laat hem uitlekken en laat hem afkoelen.
2. Snijd de octopus in plakjes en doe deze in een slakom.
3. Voeg de stengels bleekselderij, peterselie, olie en citroensap toe en meng goed.

4. Breng op smaak met peper en zout, roer opnieuw en serveer.

Genieten!

Voeding: calorieën 140, vet 10, vezels 3, koolhydraten 6, eiwit 23

Tweekleppige schelpdierensoep

Ideaal voor een zeer koude winterdag!

Bereidingstijd: 10 minuten
Kooktijd: 2 uur
Porties: 4

Ingrediënten:

- 1 kop stengels bleekselderij, gehakt
- Zout en zwarte peper naar smaak
- 1 theelepel tijm, gemalen
- 2 kopjes kippenbouillon
- 14 oz ingeblikte babyschelpjes
- 2 kopjes slagroom
- 1 kopje ui, gehakt
- 13 plakjes ham, in plakjes gesneden

Instructies:

1. Verhit een pan op middelhoog vuur, voeg de plakjes spek toe, bak ze bruin en doe ze in een kom.
2. Verhit dezelfde pan op middelhoog vuur, voeg selderij en ui toe, roer en kook gedurende 5 minuten.

3. Doe alles in de pan, voeg ook spek, babyschelpjes, zout, peper, bouillon, tijm en slagroom toe, meng en kook op de hoogste stand gedurende 2 uur.
4. Verdeel in kommen en serveer.

Genieten!

Voeding: calorieën 420, vet 22, vezels 0, koolhydraten 5, eiwit 25

Heerlijke doorn en garnalen

Je hebt zojuist de kans gekregen om een geweldig keto-recept te leren!

Bereidingstijd: 10 minuten
Kooktijd: 20 minuten
Porties: 4

Ingrediënten:

Voor kruiden:

- 2 theelepels uienpoeder
- 2 theelepels tijm, gedroogd
- 2 theelepels zoete paprika
- 2 theelepels knoflookpoeder
- Zout en zwarte peper naar smaak
- ½ theelepel piment, gemalen
- 1 theelepel gedroogde oregano
- Een snufje cayennepeper
- ¼ theelepel nootmuskaat, gemalen
- ¼ theelepel kruidnagel
- Een snufje kaneelpoeder

Voor de Etouffee:

- 2 uien, gehakt
- 1 lepel ghee
- 8 ons spek, in plakjes gesneden
- 1 groene paprika, fijngehakt
- 1 stengel bleekselderij, gehakt
- 2 eetlepels kokosmeel
- 1 tomaat, in plakjes gesneden
- 4 teentjes knoflook, fijngehakt
- 8 ons garnalen, gepeld, ontdaan van darmen en gehakt
- 2 kopjes kippenbouillon
- 1 eetlepel kokosmelk
- Een handvol peterselie, gehakt
- 1 theelepel Tabasco-saus
- Zout en zwarte peper naar smaak

Voor inname:
- 4 gevulde filets
- 2 eetlepels ghee

Instructies:

1. Meng in een kom de paprika met tijm, knoflook- en uienpoeder, zout, peper, oregano, cayennepeper, kruidnagel, nootmuskaat en kaneel en meng.
2. Bewaar 2 eetlepels van dit mengsel, wrijf de rest in met de lak en zet opzij.
3. Verhit een pan op middelhoog vuur, voeg het spek toe, roer en kook gedurende 6 minuten.
4. Voeg bleekselderij, paprika, ui en 1 eetlepel ghee toe, roer en kook gedurende 4 minuten.
5. Voeg de tomaat en knoflook toe, roer en kook 4 minuten.
6. Voeg het kokosmeel en de gereserveerde kruiden toe, meng en kook nog 2 minuten.
7. Voeg de kippenbouillon toe en breng aan de kook.
8. Verhit intussen een pan met 2 eetlepels ghee op middelhoog vuur, voeg de vis toe, kook 2 minuten, draai om en kook nog eens 2 minuten.
9. Voeg de garnalen toe aan de pan met de bouillon, roer en kook gedurende 2 minuten.
10. Voeg peterselie, zout, peper, kokosmelk en tabascosaus toe, roer en haal van het vuur.
11. Verdeel de vis over borden, bestrijk met de garnalensaus en serveer.

Genieten!

Voeding: calorieën 200, vet 5, vezels 7, koolhydraten 4, eiwit 20

Garnalen salade

Serveer vanavond deze frisse salade als diner!

Bereidingstijd: 10 minuten
Kooktijd: 10 minuten
Porties: 4

Ingrediënten:

- 2 eetlepels olijfolie
- 1 pond garnalen, gepeld en ontdaan van darmen
- Zout en zwarte peper naar smaak
- 2 eetlepels citroensap
- 3 andijvie, blaadjes gescheiden
- 3 eetlepels peterselie, gehakt
- 2 theelepels munt, gehakt
- 1 eetlepel dragon, gehakt
- 1 eetlepel citroensap
- 2 eetlepels mayonaise
- 1 theelepel limoenschil
- ½ kopje zure room

Instructies:

1. Meng de garnalen in een bakje met zout, peper en olijfolie, hussel ze door elkaar en verdeel ze over een met bakpapier beklede bakplaat.
2. Plaats de garnalen in de oven op 400 graden F en bak gedurende 10 minuten.
3. Voeg het citroensap toe, roer opnieuw door het mengsel en zet het voorlopig opzij.
4. Meng in een kom de mayonaise met yoghurt, citroenschil, citroensap, zout, peper, dragon, munt en peterselie en meng goed.
5. Snijd de garnalen fijn, voeg ze toe aan de saladedressing, roer alles goed door elkaar en schep er de andijvieblaadjes over.
6. Serveer onmiddellijk.

Genieten!

Voeding:calorieën 200, vet 11, vezels 2, koolhydraten 1, eiwit 13

Heerlijke parels

Dit unieke en smaakvolle gerecht is hier om indruk te maken!

Bereidingstijd: 10 minuten
Kooktijd: 0 minuten
Porties: 4

Ingrediënten:

- 12 oesters, gepeld
- Sap van 1 citroen
- Sap van 1 sinaasappel
- Schil van 1 sinaasappel
- Sap van 1 limoen
- Schil van 1 limoen
- 2 eetlepels ketchup
- 1 Serrano-chili, fijngehakt
- 1 kopje tomatensap
- ½ theelepel gember, fijngehakt
- ¼ theelepel knoflook, fijngehakt
- Zout naar smaak
- ¼ kopje olijfolie
- ¼ kopje koriander, gehakt

- ¼ kopje ui, gehakt

Instructies:

1. Meng in een kom het citroensap, sinaasappelsap, sinaasappelschil, citroensap en -schil, ketchup, chili, tomatensap, gember, knoflook, olie, ui, koriander en zout en meng goed.
2. Schep dit over de oesters en serveer ze.

Genieten!

Voeding: calorieën 100, vet 1, vezels 0, koolhydraten 2, eiwit 5

Ongelooflijke zalmrolletjes

Dit Aziatische gerecht is gewoonweg heerlijk!

Bereidingstijd: 10 minuten
Kooktijd: 0 minuten
Porties: 12

Ingrediënten:

- 2 norizaden
- 1 kleine avocado, zonder vel, geschild en fijngehakt
- 6 ons gerookte zalm. Gesneden
- 4 oz roomkaas
- 1 gesneden komkommer
- 1 theelepel wasabipasta
- Ingelegde gember om te serveren

Instructies:

1. Leg de norivellen op een sushimatje.
2. Verdeel de plakjes zalm erover en ook de plakjes avocado en komkommer.
3. Meng in een kom de roomkaas met de wasabipasta en meng goed.

4. Verdeel dit over de plakjes komkommer, rol de nori-vellen op, druk goed aan, snij elk in 6 stukken en serveer met ingelegde gember.

Genieten!

Voeding: calorieën 80, vet 6, vezels 1, koolhydraten 2, eiwit 4

Zalm spiesjes

Deze zijn makkelijk te maken en heel gezond!

Bereidingstijd: 10 minuten
Kooktijd: 8 minuten
Porties: 4

Ingrediënten:

- 12 ons zalmfilets, in blokjes gesneden
- 1 rode ui, in stukjes gesneden
- ½ rode paprika in stukjes gesneden
- ½ groene paprika in stukjes gesneden
- ½ oranje paprika in stukjes gesneden
- Sap van 1 citroen
- Zout en zwarte peper naar smaak
- Een scheutje olijfolie

Instructies:

1. Spiesjes met uien, rode, groene en oranje paprika en zalmblokjes.
2. Breng ze op smaak met zout en peper, voeg olie en citroensap toe en plaats ze op een voorverwarmde grill op middelhoog vuur.

3. Kook 4 minuten aan elke kant, verdeel in borden en serveer.

Genieten!

Voeding:calorieën 150, vet 3, vezels 6, koolhydraten 3, eiwit 8

Gegrilde garnalen

Dit is perfect! Kijk er maar eens naar!

Bereidingstijd: 20 minuten
Kooktijd: 10 minuten
Porties: 4

Ingrediënten:

- 1 pond garnalen, gepeld en ontdaan van darmen
- 1 eetlepel citroensap
- 1 teentje knoflook, fijngehakt
- ½ kopje basilicumblaadjes
- 1 eetlepel pijnboompitten, geroosterd
- 2 eetlepels Parmezaanse kaas, geraspt
- 2 eetlepels olijfolie
- Zout en zwarte peper naar smaak

Instructies:

1. Meng in je keukenmachine de Parmezaanse kaas met de basilicum, knoflook, pijnboompitten, olie, zout, peper en citroensap en meng goed.
2. Doe dit in een kom, voeg de garnalen toe, schep om en zet 20 minuten opzij.

3. Spiesjes met gemarineerde garnalen, leg ze op een voorverwarmde grill op middelhoog vuur, kook 3 minuten, draai ze om en kook nog eens 3 minuten.
4. Schik ze op borden en serveer.

Genieten!

Voeding: calorieën 185, vet 11, vezels 0, koolhydraten 2, eiwit 13

Calamares salade

Het is een geweldige keuze voor een zomerse dag!

Bereidingstijd: 30 minuten

Kooktijd: 4 minuten

Porties: 4

Ingrediënten:

- 2 lange rode pepers, fijngehakt
- 2 kleine rode pepers, gehakt
- 2 teentjes knoflook, fijngehakt
- 3 groene uien, gehakt
- 1 eetlepel balsamicoazijn
- Zout en zwarte peper naar smaak
- Sap van 1 citroen
- Inktviskap 6 pond, tentakels gereserveerd
- 3,5 ons olijfolie
- 3-ounce rucola per portie

Instructies:

1. Meng in een kom de lange rode paprika's met de kleine rode paprika's, groene uien, azijn, de helft van de olie, knoflook, zout, peper en citroensap en meng goed.

2. Doe de inktvis en de tentakels in een kom, breng op smaak met zout en peper, besprenkel met de rest van de olie, bestrijk ze en plaats ze op de voorverwarmde grill op middelhoog vuur.
3. Kook 2 minuten aan elke kant en geef de chilimarinade die je hebt gemaakt door.
4. Gooi om te coaten en zet 30 minuten opzij.
5. Schik de rucola op borden, bedek met de calamares en de marinade en serveer.

Genieten!

Voeding: calorieën 200, vet 4, vezels 2, koolhydraten 2, eiwit 7

Salade met kabeljauw

Het is altijd de moeite waard om iets nieuws te proberen!

Voorbereidingstijd: 2 uur en 10 minuten
Kooktijd: 20 minuten
Porties: 8

Ingrediënten:

- 2 kopjes pimiento-pepers uit een pot, gehakt
- 2 kilo gezouten kabeljauw
- 1 kopje peterselie, gehakt
- 1 kop Kalamata-olijven, ontpit en gehakt
- 6 eetlepels kappertjes
- ¾ kopje olijfolie
- Zout en zwarte peper naar smaak
- Sap van 2 citroenen
- 4 teentjes knoflook, fijngehakt
- 2 stengels bleekselderij, gehakt
- ½ theelepel rode chilivlokken
- 1 krop andijvie, blaadjes gescheiden

Instructies:

1. Doe de kabeljauw in een pan, voeg water toe tot het deksel op de pan staat, breng aan de kook op middelhoog vuur, kook gedurende 20 minuten, laat uitlekken en snijd in middelgrote stukken.
2. Doe de kabeljauw in een slakom, voeg de paprika, peterselie, olijven, kappertjes, selderij, knoflook, citroensap, zout, peper, olijfolie en chilipepers toe en roer alles door elkaar.
3. Schik de escaroleblaadjes op een bord, voeg de kabeljauwsalade toe en serveer.

Genieten!

Voeding: calorieën 240, vet 4, vezels 2, koolhydraten 6, eiwit 9

Salade met sardientjes

Het is een rijke en voedzame wintersalade die je snel moet proberen!

Bereidingstijd: 10 minuten

Kooktijd: 0 minuten

Diensten: 1

Ingrediënten:

- 5 ons ingeblikte sardientjes in olie
- 1 eetlepel citroensap
- 1 kleine komkommer, gehakt
- ½ lepel mosterd
- Zout en zwarte peper naar smaak

Instructies:

1. Laat de sardientjes uitlekken, doe ze in een kom en hak ze met een vork uit elkaar.
2. Voeg zout, peper, komkommer, citroensap en mosterd toe, roer goed en serveer koud.

Genieten!

Voeding: calorieën 200, vet 20, vezels 1, koolhydraten 0, eiwit 20

Italiaanse mosselverrukking

Het is een speciale Italiaanse traktatie! Serveer dit heerlijke gerecht aan je familie!

Bereidingstijd: 10 minuten
Kooktijd: 10 minuten
Porties: 6

Ingrediënten:

- ½ kopje ghee
- 36 mosselen, schoongemaakt
- 1 theelepel rode pepervlokken, gemalen
- 1 theelepel peterselie, gehakt
- 5 teentjes knoflook, fijngehakt
- 1 eetlepel gedroogde oregano
- 2 glazen witte wijn

Instructies:

1. Verhit een pan met ghee op middelhoog vuur, voeg de knoflook toe, roer en kook gedurende 1 minuut.
2. Voeg de peterselie, oregano, wijn en pepervlokken toe en meng goed.

3. Voeg de mosselen toe, roer, dek af en kook gedurende 10 minuten.
4. Schep de ongeopende mosselen, mosselen en hun mengsel in kommen en serveer.

Genieten!

Voeding: calorieën 224, vet 15, vezels 2, koolhydraten 3, eiwit 4

Oranje geglazuurde zalm

Moet dit binnenkort proberen! Het is een heerlijk keto-visrecept!

Bereidingstijd: 10 minuten

Kooktijd: 10 minuten

Diensten: 2

Ingrediënten:

- 2 citroenen, in plakjes gesneden
- 1 pond wilde zalm, zonder vel en in blokjes gesneden
- ¼ kopje balsamicoazijn
- ¼ kopje rood sinaasappelsap
- 1 theelepel kokosolie
- 1/3 kopje sinaasappelmarmelade, geen suiker toegevoegd

Instructies:

1. Verhit een pan op middelhoog vuur, voeg azijn, sinaasappelsap en marmelade toe, meng goed, laat het 1 minuut koken, zet het vuur lager, laat sudderen tot het iets dikker is en haal het van het vuur.
2. Leg de plakjes zalm en citroen op de spies en bestrijk ze aan één kant met het oranje glazuur.

3. Smeer je keukengrill in met kokosolie en verwarm op middelhoog vuur.
4. Leg de zalmkebabs op de grill, met de geglazuurde kant naar beneden, en bak ze 4 minuten.
5. Draai de kebabs om, bestrijk ze met de rest van het oranje glazuur en laat nog 4 minuten koken.
6. Serveer onmiddellijk.

Genieten!

Voeding:calorieën 160, vet 3, vezels 2, koolhydraten 1, eiwit 8

Heerlijke tonijn- en chimichurrisaus

Wie zou dit Keto-gerecht niet geweldig vinden?

Bereidingstijd: 10 minuten
Kooktijd: 5 minuten
Porties: 4

Ingrediënten:

- ½ kopje koriander, gehakt
- 1/3 kopje olijfolie
- 2 eetlepels olijfolie
- 1 kleine rode ui, gehakt
- 3 eetlepels balsamicoazijn
- 2 eetlepels peterselie, gehakt
- 2 eetlepels basilicum, gehakt
- 1 jalapenopeper, fijngehakt
- 1 pond tonijnsteak van sushi-kwaliteit
- Zout en zwarte peper naar smaak
- 1 theelepel rode pepervlokken
- 1 theelepel tijm, gehakt
- Een snufje cayennepeper
- 3 teentjes knoflook, fijngehakt

- 2 avocado's, ongeschild, geschild en in plakjes gesneden
- 6 ons babyrucola

Instructies:

1. Meng in een kom 1/3 kopje olie met jalapeno, azijn, ui, koriander, basilicum, knoflook, peterselie, pepervlokken, tijm, cayennepeper, zout en peper, meng goed en zet voorlopig opzij.
2. Verhit een pan met de rest van de olie op middelhoog vuur, voeg de tonijn, zout en peper toe, kook 2 minuten aan elke kant, doe het op een snijplank, laat het iets afkoelen en snijd het in plakjes.
3. Meng de rucola met de helft van het chimichurri-mengsel dat je hebt gemaakt en roer het door elkaar.
4. Verdeel de rucola over de borden, leg er plakjes tonijn op, besprenkel met de resterende chimichurrisaus en serveer met plakjes avocado ernaast.

Genieten!

Voeding: calorieën 186, vet 3, vezels 1, koolhydraten 4, eiwit 20

Zalmhapjes en chilisaus

Dit is een fantastische combinatie en super lekker!

Bereidingstijd: 10 minuten
Kooktijd: 15 minuten
Porties: 6

Ingrediënten:

- 1 en ¼ kopjes kokosnoot, gedroogd en ongezoet
- 1 pond zalm, in blokjes gesneden
- 1 ei
- Zout en zwarte peper
- 1 eetlepel water
- 1/3 kopje kokosmeel
- 3 eetlepels kokosolie

Voor de saus:

- ¼ theelepel agar-agar
- 3 teentjes knoflook, gehakt
- ¾ kopje water
- 4 rode Thaise pepers, gehakt
- ¼ kopje balsamicoazijn
- ½ kopje stevia

- Een snufje zout

Instructies:
1. Meng de bloem in een kom met zout en peper en meng.
2. Klop in een andere kom het ei en 1 eetlepel water los.
3. Doe de kokosnoot in een derde kom.
4. Haal de zalmblokjes door de bloem, het ei en vervolgens de kokosnoot en leg ze op een bord.
5. Verhit een pan met kokosolie op middelhoog vuur, voeg de zalmhapjes toe, kook 3 minuten aan elke kant en doe ze op keukenpapier.
6. Verhit een pan met ¾ kopje water op hoog vuur, strooi de agar-agar erover en breng aan de kook.
7. Kook gedurende 3 minuten en haal van het vuur.
8. Meng in je blender de knoflook met de chilipeper, azijn, stevia en een snufje zout en meng goed.
9. Breng dit over naar een kleine pan en verwarm op middelhoog vuur.
10. Roer, voeg het agarmengsel toe en kook gedurende 3 minuten.
11. Serveer je zalmbites met chilisaus ernaast.

Genieten!

Voeding: calorieën 50, vet 2, vezels 0, koolhydraten 4, eiwit 2

Ierse mosselen

Het is een geweldig idee voor je etentje!

Bereidingstijd: 10 minuten

Kooktijd: 10 minuten

Porties: 4

Ingrediënten:

- 2 pond mosselen, schoongemaakt
- 3 ons pancetta
- 1 lepel olijfolie
- 3 eetlepels ghee
- 2 teentjes knoflook, fijngehakt
- 1 fles geïnfuseerde cider
- Zout en zwarte peper naar smaak
- Sap van ½ citroen
- 1 kleine groene appel, in plakjes gesneden
- 2 takjes tijm, gehakt

Instructies:

1. Verhit een pan met olie op middelhoog vuur, voeg de pancetta toe, bak 3 minuten en zet het vuur middelhoog.

2. Voeg ghee, knoflook, zout, peper en ui toe, roer en kook gedurende 3 minuten.
3. Verhoog het vuur opnieuw, voeg de cider toe, meng goed en laat 1 minuut sudderen.
4. Voeg de mosselen en de tijm toe, dek de pan af en laat 5 minuten koken.
5. Gooi de ongeopende mosselen weg, voeg het citroensap en de appelstukjes toe, meng en verdeel in kommen.
6. Heet opdienen.

Genieten!

Voeding:calorieën 100, vet 2, vezels 1, koolhydraten 1, eiwit 20

Gebakken Sint-jakobsschelpen en Gebakken Druiven

Een bijzondere gelegenheid vraagt om een bijzonder gerecht! Probeer deze Sint-jakobsschelpen!

Bereidingstijd: 5 minuten
Kooktijd: 10 minuten
Porties: 4

Ingrediënten:

- 1 pond Sint-jakobsschelpen
- 3 eetlepels olijfolie
- 1 ui, gehakt
- 3 teentjes knoflook, fijngehakt
- 2 kopjes spinazie
- 1 kopje kippenbouillon
- 1 krop Romanesco-sla
- 1 ½ kopje rode druiven, gehalveerd
- ¼ kopje walnoten, geroosterd en gehakt
- 1 lepel ghee
- Zout en zwarte peper naar smaak

Instructies:

1. Doe de romanesco in je keukenmachine, mix en doe het in een kom.
2. Verhit een pan met 2 eetlepels olie op middelhoog vuur, voeg ui en knoflook toe, roer en kook gedurende 1 minuut.
3. Voeg romanesco, spinazie en 1 kopje bouillon toe, roer, kook 3 minuten, meng met een staafmixer en haal van het vuur.
4. Verhit een andere pan met 1 eetlepel olie en ghee op middelhoog vuur, voeg de sint-jakobsschelpen toe, breng op smaak met peper en zout, kook 2 minuten, draai om en kook nog eens 1 minuut.
5. Verdeel het romanescomengsel over borden, voeg sint-jakobsschelpen apart toe, garneer met walnoten en druiven en serveer.

Genieten!

Voeding: calorieën 300, vet 12, vezels 2, koolhydraten 6, eiwit 20

Oesters En Pico De Gallo

Het is smaakvol en erg lekker!

Bereidingstijd: 10 minuten
Kooktijd: 10 minuten
Porties: 6

Ingrediënten:

- 18 oesters, schoongemaakt
- Een handvol koriander, gehakt
- 2 tomaten, gehakt
- 1 jalapenopeper, fijngehakt
- ¼ kopje rode ui, fijngehakt
- Zout en zwarte peper naar smaak
- ½ kopje Monterey Jack-kaas, versnipperd
- 2 limoenen, in partjes gesneden
- Sap van 1 limoen

Instructies:

1. Meng de ui in een kom met de jalapeno, koriander, tomaten, zout, peper en limoensap en meng goed.

2. Plaats de oesters op de voorverwarmde grill op middelhoog vuur, dek de grill af en kook 7 minuten tot ze opengaan.
3. Breng de geopende oesters over naar een hittebestendige container en gooi de ongeopende oesters weg.
4. Vul de oesters met kaas en plaats ze 1 minuut in de voorverwarmde grill.
5. Schik de oesters op een bord, beleg ze met het tomatenmengsel dat je eerder hebt gemaakt en serveer met partjes limoen ernaast.

Genieten!

Voeding:calorieën 70, vet 2, vezels 0, koolhydraten 1, eiwit 1

Gegrilde inktvis en heerlijke guacamole

Inktvis past perfect bij heerlijke guacamole!

Bereidingstijd: 10 minuten

Kooktijd: 10 minuten

Diensten: 2

Ingrediënten:

- 2 middelgrote inktvissen, gedeelde tentakels en in de lengterichting gemarkeerde buizen
- Een scheutje olijfolie
- Sap van 1 limoen
- Zout en zwarte peper naar smaak

Voor de guacamole:

- 2 avocado's, ongeschild, geschild en in blokjes gesneden
- Een paar lentes koriander, gehakt
- 2 rode pepers, gehakt
- 1 tomaat, in plakjes gesneden
- 1 rode ui, gehakt
- Sap van 2 limoenen

Instructies:

1. Kruid de inktvis en inktvistentakels met zout, peper, giet een beetje olijfolie en masseer goed.
2. Leg ze op de voorverwarmde grill, met de kant naar beneden op middelhoog vuur, en bak ze 2 minuten.
3. Draai en kook nog 2 minuten en doe het in een kom.
4. Voeg het sap van 1 limoen toe, roer door en houd warm.
5. Doe de avocado in een kom en prak hem fijn met een vork.
6. Voeg de koriander, chilipeper, tomaat, ui en het sap van 2 limoenen toe en meng alles goed.
7. Verdeel de inktvis over borden, garneer met guacamole en serveer.

Genieten!

Voeding:calorieën 500, vet 43, vezels 6, koolhydraten 7, eiwit 20

Garnalen en bloemkool genot

Ziet er goed uit en smaakt geweldig!

Bereidingstijd: 10 minuten
Kooktijd: 15 minuten
Diensten: 2

Ingrediënten:

- 1 lepel ghee
- 1 krop bloemkool, roosjes gescheiden
- 1 pond garnalen, gepeld en ontdaan van darmen
- ¼ kopje kokosmelk
- 8 ons champignons, grof gehakt
- Een snufje rode pepervlokken
- Zout en zwarte peper naar smaak
- 2 teentjes knoflook, fijngehakt
- 4 plakjes ham
- ½ kopje runderbouillon
- 1 eetlepel fijngehakte peterselie
- 1 eetlepel kikkererwten, gehakt

Instructies:

1. Verhit een pan op middelhoog vuur, voeg het spek toe, kook tot het knapperig is, doe het op keukenpapier en zet opzij.
2. Verhit een andere pan met 1 eetlepel spekvet op middelhoog vuur, voeg de garnalen toe, kook 2 minuten aan elke kant en doe ze in een kom.
3. Verhit de pan opnieuw op middelhoog vuur, voeg de champignons toe, roer en kook 3-4 minuten.
4. Voeg knoflook en pepervlokken toe, meng en kook gedurende 1 minuut.
5. Voeg de runderbouillon, zout en peper toe en doe de garnalen terug in de pan.
6. Roer, kook tot alles iets dikker wordt, haal van het vuur en houd warm.
7. Doe ondertussen de bloemkool in je keukenmachine en maal deze fijn.
8. Doe het in een verwarmde pan op middelhoog vuur, roer en kook gedurende 5 minuten.
9. Voeg ghee en boter toe, meng en mix met een staafmixer.
10. Voeg zout en peper naar smaak toe, meng en verdeel in kommen.
11. Bestrijk het geheel met het garnalenmengsel en serveer met peterselie en bieslook.

Genieten!

Voeding: calorieën 245, vet 7, vezels 4, koolhydraten 6, eiwit 20

Zalm gevuld met garnalen

Het wordt binnenkort een van je favoriete keto-recepten!

Bereidingstijd: 10 minuten
Kooktijd: 25 minuten
Diensten: 2

Ingrediënten:

- 2 zalmfilets
- Een scheutje olijfolie
- 5 ons tijgergarnalen, gepeld, ontdaan van darmen en gehakt
- 6 champignons, gehakt
- 3 groene uien, gehakt
- 2 kopjes spinazie
- ¼ kopje macadamianoten, geroosterd en gehakt
- Zout en zwarte peper naar smaak
- Een snufje nootmuskaat
- ¼ kopje mayonaise

Instructies:

1. Verhit een pan met olie op middelhoog vuur, voeg de champignons, uien, zout en peper toe, roer en kook gedurende 4 minuten.
2. Voeg de macadamianoten toe, roer en kook 2 minuten.
3. Voeg de spinazie toe, roer en kook 1 minuut.
4. Voeg garnalen toe, roer en kook gedurende 1 minuut.
5. Haal van het vuur, laat een paar minuten staan, voeg mayonaise en nootmuskaat toe en meng goed.
6. Maak in elke zalmfilet een inkeping in de lengte, bestrooi met peper en zout, verdeel het spinazie-garnalenmengsel in sneden en leg ze op een werkvlak.
7. Verhit een pan met een beetje olie op middelhoog vuur, voeg de gevulde zalm met de velzijde naar beneden toe, kook 1 minuut, zet het vuur laag, dek de pan af en kook gedurende 8 minuten.
8. Kook gedurende 3 minuten, verdeel in borden en serveer.

Genieten!

Voeding:calorieën 430, vet 30, vezels 3, koolhydraten 7, eiwit 50

Mosterd gecoate zalm

Dit is een van onze favoriete keto-zalmgerechten! Je zult hetzelfde voelen!

Bereidingstijd: 10 minuten
Kooktijd: 20 minuten
Diensten: 1

Ingrediënten:

- 1 grote zalmfilet
- Zout en zwarte peper naar smaak
- 2 eetlepels mosterd
- 1 eetlepel kokosolie
- 1 eetlepel esdoornextract

Instructies:

1. Meng in een kom het esdoornextract met de mosterd en meng goed.
2. Kruid de zalm met peper en zout en bestrijk de zalm met de helft van het mosterdmengsel
3. Verhit een koekenpan met olie op middelhoog vuur, leg de zalm met de huid naar beneden en bak gedurende 5 minuten.

4. Bestrijk de zalm met de rest van het mosterdmengsel, doe het in een ovenschaal, plaats het in de oven op 200 graden Celsius en bak gedurende 15 minuten.
5. Serveer met een heerlijke salade.

Genieten!

Voeding: calorieën 240, vet 7, vezels 1, koolhydraten 5, eiwit 23

Ongelooflijk zalmgerecht

Dit zul je keer op keer doen!

Bereidingstijd: 10 minuten

Kooktijd: 15 minuten

Porties: 4

Ingrediënten:

- 3 glazen ijswater
- 2 theelepels srirachasaus
- 4 theelepels stevia
- 3 uien, gehakt
- Zout en zwarte peper naar smaak
- 2 theelepels lijnolie
- 4 theelepels appelazijn
- 3 theelepels avocado-olie
- 4 middelgrote zalmfilets
- 4 kopjes babyrucola
- 2 kopjes kool, fijngehakt
- 1 en ½ theelepel Jamaicaanse piment
- ¼ kopje pepitas, geroosterd
- 2 kopjes watermeloenradijsjes, uitgelekt

Instructies:
1. Giet ijswater in een kom, voeg de ui toe en zet opzij.
2. Meng in een andere kom de srirachasaus met stevia en meng goed.
3. Doe 2 theelepels van dit mengsel in een kom en meng met de helft van de avocado-olie, lijnzaadolie, azijn, zout en peper en meng goed.
4. Strooi zure kruiden over de zalm, wrijf met het mengsel van sriracha en stevia en breng op smaak met zout en peper.
5. Verhit een pan met de rest van de avocado-olie op middelhoog vuur, voeg de zalm toe met het vlees naar beneden, kook 4 minuten, draai om en bak nog eens 4 minuten en verdeel over de borden.
6. Meng de radijs in een kom met de kool en rucola.
7. Voeg zout, peper, sriracha en azijn toe en meng goed.
8. Voeg dit toe naast de zalmfilets, besprenkel de overgebleven sriracha- en steviasaus erover en beleg met pepitas en uitgelekte uien.

Genieten!

Voeding: calorieën 160, vet 6, vezels 1, koolhydraten 1, eiwit 12

Sint-jakobsschelp en dillesaus

Het bevat veel gezonde elementen en is makkelijk te maken! Probeer het als je een keto-dieet volgt!

Bereidingstijd: 10 minuten
Kooktijd: 10 minuten
Diensten: 2

Ingrediënten:

- 6 Sint-Jakobsschelpen
- 1 venkel, geschoond, bladeren geschoond en bollen in stukjes gesneden
- Sap van ½ limoen
- 1 limoen, in stukjes gesneden
- Schil van 1 limoen
- 1 eierdooier
- 3 eetlepels ghee, gesmolten en verwarmd
- ½ lepel olijfolie
- Zout en zwarte peper naar smaak

Instructies:

1. Breng de sint-jakobsschelpen op smaak met zout en peper, doe ze in een kom en meng ze met de helft van

het citroensap en de helft van de schil en hussel ze zodat ze bedekt zijn.
2. Meng in een kom de eierdooier met een beetje zout en peper, de rest van het citroensap en de rest van de citroenschil en meng goed.
3. Voeg de gesmolten gin toe en meng zeer goed.
4. Voeg de dilleblaadjes toe en meng.
5. Bestrijk de venkelpartjes met olie, leg ze op een hete grill op middelhoog vuur, laat ze 2 minuten koken, draai ze om en laat nog eens 2 minuten koken.
6. Voeg de sint-jakobsschelpen toe aan de grill, bak ze 2 minuten, draai ze om en bak nog eens 2 minuten.
7. Verdeel de venkel en Sint-jakobsschelpen over de borden, giet het mengsel van venkel en ghee erover en serveer met partjes limoen ernaast.

Genieten!

Voeding: calorieën 400, vet 24, vezels 4, koolhydraten 12, eiwit 25

Op smaak brengen met zalm en citroen

Geniet van een langzaam gegaarde zalm en een heerlijke smaak!

Bereidingstijd: 10 minuten

Kooktijd: 1 uur

Diensten: 2

Ingrediënten:

- 2 middelgrote zalmfilets
- Zout en zwarte peper naar smaak
- Een scheutje olijfolie
- 1 ui, gehakt
- 1 eetlepel citroensap
- 1 grote citroen
- ¼ kopje olijfolie
- 2 eetlepels fijngehakte peterselie

Instructies:

1. Bestrijk de zalmfilets met een beetje olijfolie, bestrooi ze met zout en peper, leg ze op een met bakpapier beklede bakplaat, plaats ze in de oven op 400 graden F en bak ze 1 uur.

2. Doe ondertussen de ui in een kom, voeg 1 eetlepel citroensap, zout en peper toe, roer en laat 10 minuten staan.
3. Snij de hele citroen in partjes en dan heel dun.
4. Voeg dit toe aan de sjalotjes, voeg ook de peterselie en ¼ kopje olijfolie toe en meng alles door elkaar.
5. Haal de zalm uit de oven, snij in middelgrote stukken en serveer met citroenschil ernaast.

Genieten!

Voeding:calorieën 200, vet 10, vezels 1, koolhydraten 5, eiwit 20

Mosselsoep

O mijn God! Dit is zo goed!

Bereidingstijd: 10 minuten
Kooktijd: 15 minuten
Porties: 6

Ingrediënten:

- 2 pond mosselen
- 28 ons ingeblikte tomaten, geplet
- 28 ons ingeblikte tomaten, gehakt
- 2 kopjes kippenbouillon
- 1 theelepel rode pepervlokken, gemalen
- 3 teentjes knoflook, fijngehakt
- 1 handvol gehakte peterselie
- 1 gele ui, gehakt
- Zout en zwarte peper naar smaak
- 1 lepel olijfolie

Instructies:

1. Verhit een Nederlandse oven met olie op middelhoog vuur, voeg de ui toe, roer en kook gedurende 3 minuten.

2. Voeg de knoflook en rode paprika toe, roer en kook 1 minuut.
3. Voeg de in blokjes gesneden en gehakte tomaten toe en roer.
4. Voeg de kippenbouillon, zout en peper toe, roer en breng aan de kook.
5. Voeg de gewassen mosselen, zout en peper toe, kook ze tot ze opengaan, gooi de ongeopende mosselen weg en meng ze met peterselie.
6. Roer, verdeel in kommen en serveer.

Genieten!

Voeding: calorieën 250, vet 3, vezels 3, koolhydraten 2, eiwit 8

Zwaardvis En Mango Salsa

De mangosalsa is goddelijk! Serveer alleen met zwaardvis!

Bereidingstijd: 10 minuten

Kooktijd: 6 minuten

Diensten: 2

Ingrediënten:

- 2 middelgrote zwaardvissteaks
- Zout en zwarte peper naar smaak
- 2 theelepels avocado-olie
- 1 eetlepel koriander, gehakt
- 1 mango, in plakjes gesneden
- 1 avocado, ontpit, geschild en in blokjes gesneden
- Een snufje komijn
- Een snufje uienpoeder
- Een snufje knoflookpoeder
- 1 sinaasappel, geschild en in plakjes gesneden
- ½ balsamicoazijn

Instructies:

1. Kruid de vissteaks met zout, peper, knoflookpoeder, uienpoeder en komijn.

2. Verhit een koekenpan met de helft van de olie op middelhoog vuur, voeg de vissteaks toe en bak 3 minuten aan elke kant.
3. Meng ondertussen in een kom de avocado met mango, koriander, balsamicoazijn, zout, peper en de rest van de olie en meng goed.
4. Verdeel de vis over borden, beleg met mangosalsa en serveer met sinaasappelschijfjes apart.

Genieten!

Voeding: calorieën 160, vet 3, vezels 2, koolhydraten 4, eiwit 8

Heerlijke Sushibowl

Het is een heerlijk recept vol geweldige ingrediënten!

Bereidingstijd: 10 minuten
Kooktijd: 7 minuten
Porties: 4

Ingrediënten:

- 1 ahi tonijnsteak
- 2 eetlepels kokosolie
- 1 krop bloemkool, roosjes gescheiden
- 2 eetlepels groene uien, gehakt
- 1 avocado, ontpit, geschild en in blokjes gesneden
- 1 gesneden komkommer
- 1 norivel, gescheurd
- Er ontkiemen een paar kruidnagels

Voor de saladedressing:

- 1 eetlepel sesamolie
- 2 eetlepels kokosaminozuren
- 1 eetlepel appelazijn
- Een snufje zout
- 1 theelepel stevia

Instructies:
1. Doe de bloemkool in je keukenmachine en mix tot je een bloemkoolrijst hebt.
2. Giet wat water in een pan, voeg een stoompan toe, voeg de bloemkoolrijst toe, breng op middelhoog vuur aan de kook, dek af, laat een paar minuten sudderen, laat uitlekken en doe de "rijst" in een kom.
3. Verhit een pan met kokosolie op middelhoog vuur, voeg de tonijn toe, bak 1 minuut aan elke kant en leg hem op een snijplank.
4. Verdeel de bloemkoolrijst in kommen en garneer met stukjes nori, bloemkool, komkommer, groene uien en avocado.
5. Meng sesamolie in een kom met azijn, kokosaminozuren, zout en stevia en meng goed.
6. Giet dit over bloemkoolrijst en gemengde groenten, garneer met stukjes tonijn en serveer.

Genieten!

Voeding: calorieën 300, vet 12, vezels 6, koolhydraten 6, eiwit 15

Heerlijke gegrilde zwaardvis

Je hoeft geen deskundige chef-kok te zijn om dit heerlijke keto-gerecht te bereiden!

Voorbereidingstijd: 3 uur en 10 minuten
Kooktijd: 10 minuten
Porties: 4

Ingrediënten:

- 1 eetlepel peterselie, gehakt
- 1 citroen, in partjes gesneden
- 4 zwaardvissteaks
- 3 teentjes knoflook, fijngehakt
- 1/3 kopje kippenbouillon
- 3 eetlepels olijfolie
- ¼ kopje citroensap
- Zout en zwarte peper naar smaak
- ½ theelepel rozemarijn, gedroogd
- ½ theelepel salie, gedroogd
- ½ theelepel basilicum, gedroogd

Instructies:

1. Meng de kippenbouillon in een kom met de knoflook, citroensap, olijfolie, zout, peper, salie, basilicum en rozemarijn en meng goed.
2. Voeg de zwaardvissteaks toe, roer ze door elkaar en zet ze 3 uur in de koelkast.
3. Leg de gemarineerde vissteaks op de voorverwarmde grill op middelhoog vuur en bak ze 5 minuten aan elke kant.
4. Schik op borden, bestrooi met peterselie en serveer met partjes citroen ernaast.

Genieten!

Voeding:calorieën 136, vet 5, vezels 0, koolhydraten 1, eiwit 20

Ketogene recepten voor gevogelte

Heerlijke kipnuggets

Dit is perfect voor een vriendelijke maaltijd!

Bereidingstijd: 10 minuten
Kooktijd: 15 minuten
Diensten: 2

Ingrediënten:

- ½ kopje kokosmeel
- 1 ei
- 2 eetlepels knoflookpoeder
- 2 kipfilets, in blokjes gesneden
- Zout en zwarte peper naar smaak
- ½ kopje ghee

Instructies:

1. Meng in een kom het knoflookpoeder met het kokosmeel, zout en peper en meng.
2. Klop in een andere kom de eieren goed los.
3. Doop de kipfiletblokjes in het eimengsel en vervolgens in het bloemmengsel.
4. Verhit een pan met ghee op middelhoog vuur, voeg de stukken kip toe en kook 5 minuten aan elke kant.

5. Leg het op keukenpapier, laat het vet uitlekken en serveer met wat heerlijke ketchup ernaast.

Genieten!

Voeding:calorieën 60, vet 3, vezels 0,2, koolhydraten 3, eiwit 4

Kippenvleugels en heerlijke muntchutney

Het is zo vers en lekker!

Bereidingstijd: 20 minuten
Kooktijd: 25 minuten
Porties: 6

Ingrediënten:

- 18 kippenvleugels, gehalveerd
- 1 eetlepel kurkuma
- 1 eetlepel komijn, gemalen
- 1 eetlepel gember, fijngehakt
- 1 eetlepel koriander, gemalen
- 1 eetlepel paprikapoeder
- Een snufje cayennepeper
- Zout en zwarte peper naar smaak
- 2 eetlepels olijfolie

Voor de chutney:

- Sap van ½ limoen
- 1 kopje muntblaadjes
- 1 klein stukje gember, gehakt
- ¾ kopje koriander

- 1 lepel olijfolie
- 1 eetlepel water
- Zout en zwarte peper naar smaak
- 1 Serranopeper

Instructies:

1. Meng in een kom 1 eetlepel gember met komijn, koriander, paprika, kurkuma, zout, peper, cayennepeper en 2 eetlepels olie en meng goed.
2. Voeg de stukken kippenvleugel toe aan dit mengsel, roer goed door elkaar en zet 20 minuten in de koelkast.
3. Verwarm de grill op hoog vuur, voeg de gemarineerde vleugels toe, laat 25 minuten koken, af en toe draaien, en doe het in een kom.
4. Meng in je blender de koriandermunt, 1 klein stukje gember, het sap van een ½ limoen, 1 eetlepel olijfolie, zout, peper, water en Serranopeper en meng alles goed.
5. Serveer de kippenvleugels met deze saus apart.

Genieten!

Voeding: calorieën 100, vet 5, vezels 1, koolhydraten 1, eiwit 9

Gehaktballetjes van kip

Maak snel deze fantastische gehaktballetjes vandaag!

Bereidingstijd: 10 minuten
Kooktijd: 15 minuten
Diensten: 3

Ingrediënten:

- 1 pond kip, gemalen
- Zout en zwarte peper naar smaak
- 2 eetlepels ranchdressing
- ½ kopje amandelmeel
- ¼ kopje cheddarkaas, versnipperd
- 1 eetlepel droge ranchkruiden
- ¼ kopje hete saus + een beetje meer voor serveren
- 1 ei

Instructies:

1. Meng de kip in een kom met zout, peper, dressing, bloem, droge ranchkruiden, cheddarkaas, hete saus en ei en meng zeer goed.

2. Vorm 9 gehaktballetjes, plaats ze allemaal op een beklede bakplaat en bak ze gedurende 15 minuten op 500 graden F.
3. Serveer de kipgehaktballetjes met hete saus ernaast. Genieten!

Voeding:calorieën 156, vet 11, vezels 1, koolhydraten 2, eiwit 12

Heerlijke gegrilde kippenvleugels

Je maakt ze in een mum van tijd en ze smaken heerlijk!

Voorbereidingstijd: 2 uur en 10 minuten
Kooktijd: 15 minuten
Porties: 5

Ingrediënten:

- 2 pond vleugels
- Sap van 1 limoen
- 1 handvol koriander, gehakt
- 2 teentjes knoflook, fijngehakt
- 1 jalapenopeper, fijngehakt
- 3 eetlepels kokosolie
- Zout en zwarte peper naar smaak
- Limoenwig om te serveren
- Boerderijdip om erbij te serveren

Instructies:

1. Meng in een kom het citroensap met koriander, knoflook, jalapeno, kokosolie, zout en peper en meng goed.

2. Voeg de kippenvleugels toe, schep om en laat 2 uur in de koelkast staan.
3. Leg de kippenvleugels op de voorverwarmde grill op middelhoog vuur en bak ze 7 minuten aan elke kant.
4. Serveer deze heerlijke ranch-kippenvleugels met partjes limoen ernaast.

Genieten!

Voeding:calorieën 132, vet 5, vezels 1, koolhydraten 4, eiwit 12

Licht geroosterde kip

Het is een heel eenvoudig keto-kiprecept!

Bereidingstijd: 10 minuten
Kooktijd: 20 minuten
Porties: 4

Ingrediënten:

- 4 reepjes ham
- 4 kipfilets
- 3 groene uien, gehakt
- 4 ons ranchdressing
- 1 ounce kokosaminozuren
- 2 eetlepels kokosolie
- 4 ons cheddarkaas, versnipperd

Instructies:

1. Verhit een pan met olie op hoog vuur, voeg de kipfilet toe, kook 7 minuten, draai om en kook nog eens 7 minuten.
2. Verhit ondertussen een andere pan op middelhoog vuur, voeg het spek toe, kook tot het knapperig is, doe

het op keukenpapier, laat het vet uitlekken en verkruimel het.
3. Doe de kipfilets in een ovenschaal, voeg de kokosnootaminos, spek, kaas en groene uien toe, plaats in de oven, plaats in de grill en kook nog eens 5 minuten op de hoogste stand.
4. Verdeel over borden en serveer warm.

Genieten!

Voeding: calorieën 450, vet 24, vezels 0, koolhydraten 3, eiwit 60

Italiaanse Speciale Kip

Dit is een keto-gerecht in Italiaanse stijl dat wij erg waarderen!

Bereidingstijd: 10 minuten
Kooktijd: 20 minuten
Porties: 4

Ingrediënten:

- ¼ kopje olijfolie
- 1 rode ui, gehakt
- 4 kipfilets, zonder vel en zonder bot
- 4 teentjes knoflook, fijngehakt
- Zout en zwarte peper naar smaak
- ½ kopje Italiaanse olijven, ontpit en gehakt
- 4 ansjovisfilets, fijngehakt
- 1 eetlepel kappertjes, gehakt
- 1 kilo tomaten, gesneden
- ½ theelepel rode chilivlokken

Instructies:

1. Kruid de kip met peper en zout en bestrijk hem met de helft van de olie.

2. Doe het in een pan die je op hoge temperatuur hebt verwarmd, kook 2 minuten, draai om en kook nog eens 2 minuten.
3. Plaats de kipfilets in de oven op 450 graden F en bak gedurende 8 minuten.
4. Haal de kip uit de oven en verdeel over borden.
5. Verhit dezelfde pan met de rest van de olie op middelhoog vuur, voeg de kappertjes, ui, knoflook, olijven, ansjovis, pepers en kappertjes toe, roer en kook 1 minuut.
6. Voeg zout, peper en tomaten toe, meng en kook nog 2 minuten.
7. Giet dit over de kipfilets en serveer.

Genieten!

Voeding: calorieën 400, vet 20, vezels 1, koolhydraten 2, eiwit 7

Simpele Citroenkip

Je zult snel zien hoe gemakkelijk dit keto-recept is!

Bereidingstijd: 10 minuten
Kooktijd: 45 minuten
Porties: 6

Ingrediënten:

- 1 hele kip, in middelgrote stukken gesneden
- Zout en zwarte peper naar smaak
- Sap van 2 citroenen
- Schil van 2 citroenen
- Citroenschillen van 2 citroenen

Instructies:

1. Leg de stukken kip in een ovenschaal, breng op smaak met peper en zout en giet het citroensap erbij.
2. Meng goed, voeg de citroenschil en de citroenschil toe, plaats in de oven op 375 graden F en bak gedurende 45 minuten.
3. Gooi de citroenschillen weg, verdeel de kip over borden, giet de saus uit de ovenschaal erover en serveer.

Genieten!

Voeding: calorieën 334, vet 24, vezels 2, koolhydraten 4,5, eiwit 27

Gebakken kip en paprikasaus

Het is heel gezond en een geweldig idee voor het avondeten!

Bereidingstijd: 10 minuten
Kooktijd: 20 minuten
Porties: 5

Ingrediënten:

- 1 eetlepel kokosolie
- 3 en ½ kilogram kipfilet
- 1 kopje kippenbouillon
- 1 en ¼ kopjes gele ui, gehakt
- 1 eetlepel citroensap
- ¼ kopje kokosmelk
- 2 theelepels paprikapoeder
- 1 theelepel rode pepervlokken
- 2 eetlepels groene uien, gehakt
- Zout en zwarte peper naar smaak

Instructies:

1. Verhit een pan met olie op middelhoog vuur, voeg de kip toe, kook 2 minuten aan elke kant, doe het op een bord en zet opzij.

2. Zet het vuur middelhoog, voeg de uien toe aan de pan en kook gedurende 4 minuten.
3. Voeg de bouillon, kokosmelk, chilipepers, peper, citroensap, zout en peper toe en meng goed.
4. Doe de kip terug in de pan, voeg zout en peper toe, dek de pan af en kook gedurende 15 minuten.
5. Verdeel over borden en serveer.

Genieten!

Voeding:calorieën 140, vet 4, vezels 3, koolhydraten 3, eiwit 6

Geweldige kipfajita's

Zin in heerlijk Mexicaans eten? Probeer dan dit volgende idee!

Bereidingstijd: 10 minuten
Kooktijd: 15 minuten
Porties: 4

Ingrediënten:

- 2 kilo kipfilet, zonder vel, zonder bot en in reepjes gesneden
- 1 theelepel knoflookpoeder
- 1 theelepel chilipoeder
- 2 theelepels komijn
- 2 eetlepels citroensap
- Zout en zwarte peper naar smaak
- 1 theelepel zoete paprika
- 2 eetlepels kokosolie
- 1 theelepel koriander, gemalen
- 1 gesneden groene paprika
- 1 rode paprika, in plakjes gesneden
- 1 gele ui, in plakjes gesneden
- 1 eetlepel koriander, gehakt

- 1 avocado, ontpit, geschild en in plakjes gesneden
- 2 limoenen, in partjes gesneden

Instructies:
1. Meng in een kom het citroensap met chilipoeder, komijn, zout, peper, knoflookpoeder, paprikapoeder en koriander en meng.
2. Voeg de stukken kip toe en roer goed door elkaar.
3. Verhit een pan met de helft van de olie op middelhoog vuur, voeg de kip toe, kook 3 minuten aan elke kant en doe het in een kom.
4. Verhit de pan met de rest van de olie op middelhoog vuur, voeg de ui en alle paprika's toe, meng en kook gedurende 6 minuten.
5. Doe de kip terug in de pan, voeg meer zout en peper toe, meng en verdeel over de borden.
6. Bestrooi met avocado, partjes limoen en koriander en serveer.

Genieten!

Voeding: calorieën 240, vet 10, vezels 2, koolhydraten 5, eiwit 20

Rundvlees en tomatenschotel

Maak een speciaal diner voor uw dierbaren! Probeer dit keto-recept!

Bereidingstijd: 10 minuten

Kooktijd: 40 minuten

Porties: 4

Ingrediënten:

- 4 middelgrote runderpootsteaks
- Een scheutje avocado-olie
- 2 teentjes knoflook, fijngehakt
- 1 rode ui, gehakt
- Zout en zwarte peper naar smaak
- 2 theelepels salie, gehakt
- 15 ons tomaten uit blik, gehakt
- 2 eetlepels peterselie, gehakt
- 1 ons bocconcini, in plakjes gesneden
- Gestoomde sperziebonen om te serveren

Instructies:

1. Verhit een pan met olie op middelhoog vuur, voeg het rundvlees toe, bak 2 minuten aan elke kant en plaats het in een braadslede.

2. Zet de pan terug op het vuur, voeg de ui toe, roer en kook 4 minuten.
3. Voeg de salie en knoflook toe, roer en kook gedurende 1 minuut.
4. Voeg de tomaten toe, roer, breng aan de kook en kook gedurende 10 minuten.
5. Giet dit over het rundvlees, voeg de bokconcini en peterselie toe, zet in de oven op 350 graden F en bak gedurende 20 minuten.
6. Verdeel over borden en serveer met gestoomde sperziebonen ernaast.

Genieten!

Voeding: calorieën 276, vet 6, vezels 4, koolhydraten 5, eiwit 36

Rundvlees Parmezaanse kaas

Het is een erg populair Keto-gerecht en je zou moeten leren hoe je het kunt maken!

Bereidingstijd: 10 minuten

KOOKTIJD: 1 uur en 10 minuten

Porties: 6

Ingrediënten:

- 8 vleeskatten
- 2/3 kop Parmezaanse kaas, geraspt
- 8 plakjes provolonekaas
- Zout en zwarte peper naar smaak
- 5 kopjes tomatensaus
- Een snufje knoflookzout
- Bak spray
- 2 eetlepels ghee
- 2 eetlepels kokosolie, gesmolten
- 1 theelepel Italiaanse kruiden

Instructies:

1. Kruid de runderschnitzels met zout, peper en knoflookzout.

2. Verhit een pan met ghee en olie op middelhoog vuur, voeg het rundvlees toe en bak tot het aan alle kanten bruin is.
3. Verdeel de helft van de tomatensaus over de bodem van een ovenschaal die je hebt ingesmeerd met een beetje kookspray.
4. Voeg de runderschenkels toe, bestrooi ze met Italiaanse kruiden en verdeel de rest van de saus.
5. Bedek de schaal, plaats in de oven op 350 graden F en bak gedurende 40 minuten.
6. Ontdek het gerecht, bestrooi met provolonekaas en bestrooi met parmezaanse kaas, zet het terug in de oven en bak nog eens 15 minuten.
7. Verdeel over borden en serveer.

Genieten!

Voeding: calorieën 362, vet 21, vezels 2, koolhydraten 6, eiwit 26

Piccata van kalfsvlees

Maak dit vanavond voor je geliefde!

Bereidingstijd: 10 minuten
Kooktijd: 15 minuten
Diensten: 2

Ingrediënten:

- 2 eetlepels ghee
- ¼ kopje witte wijn
- ¼ kopje kippenbouillon
- 1 en ½ eetlepel kappertjes
- 1 teentje knoflook, fijngehakt
- 8 ons sint-jakobsschelpen
- Zout en zwarte peper naar smaak

Instructies:

1. Verhit een pan met de helft van de boter op middelhoog vuur, voeg de runderkoteletten toe, breng op smaak met peper en zout, kook 1 minuut aan elke kant en doe ze op een bord.
2. Verhit de pan opnieuw op middelhoog vuur, voeg de knoflook toe, roer en kook gedurende 1 minuut.

3. Voeg de wijn toe, roer en laat 2 minuten koken.
4. Voeg de bouillon, kappertjes, zout, peper en de rest van de saus toe en doe het vlees terug in de pan.
5. Meng alles, dek de pan af en kook de piccata op middelhoog vuur tot het vlees gaar is.

Genieten!

Voeding: calorieën 204, vet 12, vezels 1, koolhydraten 5, eiwit 10

Heerlijke gebakken worst

Het is supermakkelijk om vanavond thuis te maken!

Bereidingstijd: 10 minuten
Kooktijd: 1 uur
Porties: 6

Ingrediënten:

- 3 rode paprika's, gehakt
- 2 pond Italiaanse varkensworst, in plakjes gesneden
- Zout en zwarte peper naar smaak
- 2 pond portobello-champignons, in plakjes gesneden
- 2 zoete uien, gehakt
- 1 eetlepel sverve
- Een scheutje olijfolie

Instructies:

1. Meng de plakjes salami in een ovenschaal met olie, zout, peper, paprika, champignons, ui en meng.
2. Giet in een laag, plaats in de oven op 300 graden F en bak gedurende 1 uur.
3. Verdeel over borden en serveer warm.

Genieten!

Voeding: calorieën 130, vet 12, vezels 1, koolhydraten 3, eiwit 9

Worst en Geroosterde Boerenkool

Dit keto-gerecht is in 20 minuten klaar!

Bereidingstijd: 5 minuten
Kooktijd: 30 minuten
Porties: 4

Ingrediënten:

- 1 kopje gele ui, gehakt
- 1 en ½ pond Italiaanse varkensworst, in plakjes gesneden
- ½ kopje rode paprika, gehakt
- Zout en zwarte peper naar smaak
- 5 pond boerenkool, gehakt
- 1 theelepel knoflook, fijngehakt
- ¼ kopje hete rode chilipeper, gehakt
- 1 glas water

Instructies:

1. Verhit een pan op middelhoog vuur, voeg de worst toe, roer, zet het vuur middelhoog en kook gedurende 10 minuten.
2. Voeg de uien toe, meng en kook nog 3-4 minuten.

3. Voeg paprika en knoflook toe, roer en kook 1 minuut.
4. Voeg boerenkool, chilipeper, zout, peper en water toe, meng en kook nog eens 10 minuten.
5. Verdeel over borden en serveer.

Genieten!

Voeding: calorieën 150, vet 4, vezels 1, koolhydraten 2, eiwit 12

Worst met tomaten en kaas

Het is een verrassende en zeer smakelijke combinatie!

Bereidingstijd: 10 minuten
Kooktijd: 30 minuten
Porties: 4

Ingrediënten:

- 2 ons kokosolie, gesmolten
- 2 pond Italiaanse varkensworst, in plakjes gesneden
- 1 ui, gesneden
- 4 zongedroogde tomaten, in dunne plakjes gesneden
- Zout en zwarte peper naar smaak
- ½ pond Goudse kaas, versnipperd
- 3 gele paprika's, gehakt
- 3 oranje paprika's, gehakt
- Een snufje rode pepervlokken
- Een handvol peterselie, in dunne plakjes gesneden

Instructies:

1. Verhit een pan met olie op middelhoog vuur, voeg de plakjes worst toe, roer, kook 3 minuten aan elke kant, doe ze op een bord en zet ze voorlopig opzij.

2. Verhit de pan opnieuw op middelhoog vuur, voeg de ui, de gele en oranje paprika en de tomaten toe, roer en kook gedurende 5 minuten.
3. Voeg pepervlokken, zout en peper toe, meng goed, kook gedurende 1 minuut en haal van het vuur.
4. Leg de plakjes worst in een ovenschaal, bedek met het paprikamengsel, voeg ook de peterselie en gouda toe, plaats in de oven op 350 graden F en bak gedurende 15 minuten.
5. Verdeel over borden en serveer warm.

Genieten!

Voeding:calorieën 200, vet 5, vezels 3, koolhydraten 6, eiwit 14

Heerlijke salade met worstjes

Kijk hiernaar! Het is erg lekker!

Bereidingstijd: 10 minuten
Kooktijd: 7 minuten
Porties: 4

Ingrediënten:

- 8 varkensworstjes, in plakjes gesneden
- 1 pond gemengde kerstomaatjes, gehalveerd
- 4 kopjes babyspinazie
- 1 eetlepel avocado-olie
- 1 pond mozzarellakaas, in blokjes gesneden
- 2 eetlepels citroensap
- 2/3 kopje basilicumpesto
- Zout en zwarte peper naar smaak

Instructies:

1. Verhit een pan met olie op middelhoog vuur, voeg de plakjes worst toe, roer en kook 4 minuten aan elke kant.
2. Meng ondertussen in een slakom de spinazie met mozzarella, tomaten, zout, peper, citroensap en pesto en meng alles door elkaar.

3. Voeg de stukjes worst toe, roer opnieuw en serveer. Genieten!

Voeding: calorieën 250, vet 12, vezels 3, koolhydraten 8, eiwit 18

Heerlijke soep met worst en paprika

Deze keto-soep zal iedereen hypnotiseren!

Bereidingstijd: 10 minuten
KOOKTIJD: 1 uur en 10 minuten
Porties: 6

Ingrediënten:

- 1 eetlepel avocado-olie
- 32 ons varkensworst
- 10 ons ingeblikte tomaten en jalapenos, gehakt
- 10 ons spinazie
- 1 groene paprika, fijngehakt
- 4 kopjes runderbouillon
- 1 theelepel uienpoeder
- Zout en zwarte peper naar smaak
- 1 lepel komijn
- 1 eetlepel chilipoeder
- 1 theelepel knoflookpoeder
- 1 theelepel Italiaanse kruiden

Instructies:

1. Verhit een pan met olie op middelhoog vuur, voeg de worstjes toe, meng en bak een paar minuten aan alle kanten.
2. Voeg groene peper, zout en peper toe, roer en kook gedurende 3 minuten.
3. Voeg de tomaten en jalapenos toe, roer en kook nog 2 minuten.
4. Voeg de spinazie toe, roer, dek af en kook gedurende 7 minuten.
5. Voeg bouillon, uienpoeder, knoflookpoeder, chilipoeder, komijn, zout, peper en Italiaanse kruiden toe, meng alles, dek de pan af en kook gedurende 30 minuten.
6. Haal het deksel van de pan en kook de soep nog eens 15 minuten.
7. Verdeel in kommen en serveer.

Genieten!

Voeding:calorieën 524, vet 43, vezels 2, koolhydraten 4, eiwit 26

Italiaanse worstsoep

Iedereen kan deze geweldige keto-soep maken! Het is zó lekker en gezond!

Bereidingstijd: 10 minuten
Kooktijd: 30 minuten
Porties: 12

Ingrediënten:

- 64 ons kippenbouillon
- Een scheutje avocado-olie
- 1 kopje zware room
- 10 ons spinazie
- 6 plakjes ham, in plakjes gesneden
- 1 pond radijsjes, gehakt
- 2 teentjes knoflook, fijngehakt
- Zout en zwarte peper naar smaak
- Een snufje gemalen rode pepervlokken
- 1 gele ui, gehakt
- 1 en ½ pond hete varkensworst, versnipperd

Instructies:

1. Verhit een pan met een beetje avocado-olie op middelhoog vuur, voeg de worst, ui en knoflook toe, roer en bak een paar minuten.
2. Voeg de bouillon, spinazie en radijsjes toe, roer en breng aan de kook.
3. Voeg het spek, de room, het zout, de peper en de rode pepervlokken toe, meng en kook nog eens 20 minuten.
4. Verdeel in kommen en serveer.

Genieten!

Voeding: calorieën 291, vet 22, vezels 2, koolhydraten 4, eiwit 17

Ketogene groenterecepten

Heerlijke crème met broccoli en bloemkool

Dit is zo heerlijk en gestructureerd!

Bereidingstijd: 10 minuten
Kooktijd: 15 minuten
Porties: 5

Ingrediënten:

- 1 krop bloemkool, roosjes gescheiden
- 1 krop broccoli, roosjes gescheiden
- Zout en zwarte peper naar smaak
- 2 teentjes knoflook, fijngehakt
- 2 plakjes ham, in plakjes gesneden
- 2 eetlepels ghee

Instructies:

1. Verhit een pan met ghee op middelhoog vuur, voeg de knoflook en het spek toe, roer en kook gedurende 3 minuten.
2. Voeg de bloemkool- en broccoliroosjes toe, roer en kook nog 2 minuten.
3. Voeg water toe om het geheel af te dekken, dek de pan af en laat 10 minuten sudderen.

4. Voeg zout en peper toe, meng opnieuw en mix de soep met een blender.
5. Kook nog een paar minuten op middelhoog vuur, doe het in een kom en serveer.

Genieten!

Voeding: calorieën 230, vet 3, vezels 3, koolhydraten 6, eiwit 10

Broccoli-stoofpot

Deze groentestoofpot is gewoonweg heerlijk!

Bereidingstijd: 10 minuten
Kooktijd: 40 minuten
Porties: 4

Ingrediënten:

- 1 krop broccoli, roosjes gescheiden
- 2 theelepels korianderzaad
- Een scheutje olijfolie
- 1 gele ui, gehakt
- Zout en zwarte peper naar smaak
- Een snufje rode peper, geplet
- 1 klein stukje gember, gehakt
- 1 teentje knoflook, fijngehakt
- 28 ons ingeblikte tomaten, gepureerd

Instructies:

1. Giet water in een pan, voeg zout toe, breng aan de kook op middelhoog vuur, voeg de broccoliroosjes toe, stoom 2 minuten, doe het in een kom gevuld met ijswater, laat uitlekken en zet opzij.

2. Verhit een pan op middelhoog vuur, voeg het korianderzaad toe, bak 4 minuten, doe het in een molen, maal fijn en zet ook opzij.
3. Verhit een pan met olie op middelhoog vuur, voeg de uien, zout, peper en rode peper toe, roer en kook gedurende 7 minuten.
4. Voeg het gember-, knoflook- en korianderzaad toe, roer en kook 3 minuten.
5. Voeg de tomaten toe, breng aan de kook en laat 10 minuten koken.
6. Voeg de broccoli toe, roer en kook je stoofpot gedurende 12 minuten.
7. Verdeel in kommen en serveer.

Genieten!

Voeding: calorieën 150, vet 4, vezels 2, koolhydraten 5, eiwit 12

Heerlijke waterkerssoep

Een keto-soep in Chinese stijl klinkt behoorlijk geweldig, toch?

Bereidingstijd: 10 minuten

Kooktijd: 10 minuten

Porties: 4

Ingrediënten:

- 6 kopjes kippenbouillon
- ¼ kopje sherry
- 2 theelepels kokosnootamino's
- 6 en ½ kopjes waterkers
- Zout en zwarte peper naar smaak
- 2 theelepels sesamzaadjes
- 3 uien, gehakt
- 3 eiwitten, opgeklopt

Instructies:

1. Giet de vloeistof in een pan, meng met zout, peper, sherry en kokosnootaminos, roer en breng op middelhoog vuur aan de kook.

2. Voeg de sjalotten, waterkers en eiwitten toe, roer, breng aan de kook, verdeel in kommen en serveer met sesamzaadjes erover gestrooid.

Genieten!

Voeding: calorieën 50, vet 1, vezels 0, koolhydraten 1, eiwit 5

www.ingramcontent.com/pod-product-compliance
Lightning Source LLC
Chambersburg PA
CBHW070421120526
44590CB00014B/1487